はじめよう

看護の
感染と防御 改訂第2版

東邦大学看護学部 感染制御学　教授
小林寅喆 著

ヴァン メディカル

はじめに

　病院に限らず看護の現場である医療関連施設には免疫力が低下した患者が多く存在し、常に感染の危険にさらされています。特に病院内には抗菌薬耐性菌が多く分布し、これらによる感染は退院を大幅に遅らせるだけでなく、患者の予後に大きく影響します。しかし残念なことに、日本各地でたびたび病院感染の話題が新聞やニュースで報じられているのが現実です。

　看護師は患者に長い時間密にかかわっていることから、感染源にもなりやすく、ちょっとした不注意が病院感染を引き起こす要因となってしまいます。

　臨床の現場で感染対策の重要性は認識されていますが、全ての従事者が十分に理解しているとはかぎりません。その理由として、看護教育における感染制御に関連した学問に十分な時間が割かれていないのも大きな要因であると考えます。現に感染制御に関する科目は、看護師養成課程のカリキュラム上では他の専門科目のような確立された位置づけにありません。その一方で感染制御に関する内容は、微生物学、免疫学および感染症学と広範囲にわたり、学生にとっては負担の大きい科目です。

　本書は、今まで私自身が教壇で苦労した経験と学生の意見を取り入れ、看護師に必要な"感染と防御"を簡潔に書き上げました。国家試験対策はもちろん、将来看護の現場で必要な感染と防御、感染制御をこれ一冊で理解できるようにまとめたものです。

　この度、本書の発刊より10年が経過し、その間、新しい感染症の台頭、人の移動の激化、温暖化や自然災害など社会を取り巻く環境は大きく変化しました。このような環境の変化とともに感染症とその制御に対して新しい対応も求められています。特に2019年から現在も続いている新型コロナウイルス感染症のパンデミックは私たちの生活様式を大きく変えることになりました。

　このような背景から、今回ヴァンメディカル社様より改訂の機会をいただき、内容の多くを見直し、新しい感染症やその制御について書き加え、大幅な改訂を行いました。

　これから看護の現場でますます必要とされる感染制御について、本書が看護学生のみならず、臨床の看護師にも役立てていただけることを願います。

2025年2月吉日

東邦大学看護学部 感染制御学
教授　小林寅喆

目次

はじめに —— 3

ヒトと感染症

感染の成立と発症 —— 12
顕性感染と不顕性感染 —— 13
感染経路 —— 14
- 「接触感染」—— 14
- 「飛沫感染」と「空気感染」—— 14
- 「エアロゾル感染」—— 15
- 「節足動物（昆虫）媒介感染」—— 15
- 「母子感染」—— 16
- 「血液感染」—— 16

感染症と流行

食中毒 —— 17
- 病原微生物による食中毒 —— 17
  - 細菌性食中毒 —— 17
  - ウイルス性食中毒 —— 19
  - 原虫性食中毒 —— 19
- 食中毒の発生 —— 19

人畜（獣）共通感染症 —— 19
性（行為）感染症 —— 20
その他感染症 —— 23
- 疥癬 —— 23
  - 病型 —— 23
  - 感染経路と対策 —— 24

新興・再興感染症 —— 24
流行の分類 —— 26

生体防御と免疫

免疫 —— 27

- 自然免疫と獲得免疫 —— 27
  - 自然免疫 —— 27
  - 獲得免疫 —— 27
- 能動免疫と受動免疫 —— 27
- 抗原と抗体 —— 28
  - IgM —— 28
  - IgG —— 28
  - IgA —— 29
  - IgE —— 29
- 液性免疫と細胞性免疫 —— 29
- 予防接種 —— 29
  - 定期予防接種と任意予防接種 —— 29
  - ワクチン —— 33
- アレルギー —— 34
  - Ⅰ型アレルギー —— 34
  - Ⅱ型アレルギー —— 34
  - Ⅲ型アレルギー —— 34
  - Ⅳ型アレルギー —— 34
- サイトカイン —— 35
- 免疫不全 —— 35

感染症の予防と対策

- 感染症の予防 —— 36
- 病院感染 —— 36
- 各種予防策 —— 36
  - 標準予防策 —— 36
    - 標準予防策の実際 —— 37
  - 感染経路別予防策 —— 38
    - 接触感染予防策 —— 38
    - 飛沫感染予防策 —— 38
    - 空気感染予防策 —— 38
  - 咳エチケット —— 39
    - コラム N95マスク —— 39

目次

滅菌と消毒

滅菌と消毒 ─── 40
- 滅菌 ─── 40
- 消毒 ─── 40
- 物理的方法 ─── 40
  - 熱を用いる方法 ─── 40
  - その他 ─── 42
- 化学的方法 ─── 43
  - ガス滅菌 ─── 43
  - 消毒薬 ─── 43
- 医療現場での滅菌と消毒 ─── 45
- 医療器具・器材の滅菌と消毒 ─── 45
- 病室環境などの消毒 ─── 46
- 人体の消毒 ─── 47
  - 手指衛生 ─── 47
  - 注射部位・カテーテル挿入部位の消毒 ─── 48
  - 創傷部の消毒 ─── 48

バイオハザードとバイオセーフティ ─── 48

感染症と法律

感染症法 ─── 49
感染症の類型 ─── 49
届出制度と対策 ─── 51
- 届出制度 ─── 51
- 入院措置 ─── 51
- 予防措置 ─── 51

学校保健安全法 ─── 52
検疫法 ─── 52

微生物と病原体

微生物とは ─── 53
微生物の分類 ─── 53
- 原虫〜ウイルス ─── 53

微生物の構造 ─── 54

| 細菌の形態 —— 55
| 細菌の基本構造 —— 55
| 細菌の付属器官 —— 55
　芽胞 —— 55
　鞭毛 —— 55
　莢膜 —— 55
常在細菌 —— 56
| 常在細菌叢と役割 —— 56

微生物と感染症

細菌と感染症 —— 58
| グラム陽性球菌 —— 58
　ブドウ球菌（*Staphylococcus*）—— 58
　連鎖球菌（*Streptococcus*）—— 60
　腸球菌（*Enterococcus*）—— 61
| グラム陰性球菌 —— 61
　ナイセリア（*Neisseria*）—— 61
　モラクセラ（*Moraxella*）—— 62
| グラム陰性桿菌 —— 62
　腸内細菌目細菌（Enterobacterales）—— 62
　その他の腸内細菌 —— 64
　ビブリオ科（Vibrionaceae）と関連菌群 —— 65
　その他のグラム陰性通性嫌気性桿菌 —— 66
　グラム陰性微好気性桿菌 —— 66
　グラム陰性好気性桿菌（シュードモナス科など）—— 67
　その他のグラム陰性好気性桿菌 —— 69
| グラム陽性桿菌 —— 70
　有芽胞菌 —— 70
　無芽胞菌 —— 70
| 嫌気性菌 —— 71
　嫌気性グラム陽性球菌 —— 71
　嫌気性グラム陰性球菌 —— 71
　嫌気性グラム陽性桿菌 —— 71
　有芽胞菌 —— 71

無芽胞菌 —— 72
嫌気性グラム陰性桿菌 —— 73
スピロヘータ —— 73
トレポネーマ属（*Treponema* 属）—— 73
ボレリア属（*Borrelia* 属）—— 74
レプトスピラ属（*Leptospira* 属）—— 74
乳酸菌群 —— 75
ラクトバチルス属（*Lactobacillus* 属）—— 75
ビフィドバクテリウム属（*Bifidobacterium*）—— 75
抗酸菌 —— 75
結核菌群（*Mycobacterium tuberculosis* complex）—— 75
結核（症）—— 75
診断と予防 —— 76
治療 —— 77
非結核性抗酸菌 —— 78
マイコプラズマ、リケッチア、クラミジア —— 78
マイコプラズマ（*Mycoplasma*）—— 78
リケッチア（*Rickettsia*）—— 79
クラミジア（*Chlamydia*）—— 79

真菌と感染症 —— 80
酵母様真菌 —— 81
カンジダ属（*Candida* 属）—— 81
クリプトコッカス属（*Cryptococcus* 属）—— 82
糸状様真菌 —— 82
皮膚糸状菌（*Dermatophytosis*）—— 82
アスペルギルス属（*Aspergillus* 属）—— 82
スポロトリックス属（*Sporothrix* 属）—— 83
その他の真菌と輸入真菌 —— 83
癜風菌（*Malassezia furfur*）—— 83
接合菌類 —— 83
ニューモシスチス —— 83
輸入真菌症 —— 83

ウイルスと感染症 —— 84
DNA ウイルス —— 85

痘瘡ウイルス ― 85
単純ヘルペスウイルス ― 85
水痘・帯状疱疹ウイルス ― 85
サイトメガロウイルス ― 86
EBウイルス ― 86
ヒトヘルペス6、7 ― 86
アデノウイルス ― 86
ヒトパピローマウイルス（HPV） ― 86
B型肝炎ウイルス ― 86
エムポックスウイルス（サル痘ウイルス） ― 86

RNAウイルス ― 87
ポリオウイルス ― 87
コクサッキーウイルス ― 87
ロタウイルス ― 87
風疹ウイルス ― 87
日本脳炎ウイルス ― 87
デングウイルス ― 87
黄熱ウイルス ― 88
ウエストナイルウイルス ― 88
SARSコロナウイルス ― 88
MERSコロナウイルス ― 88
新型コロナウイルス（SARS-CoV-2） ― 88
インフルエンザウイルス ― 89
ノロウイルス ― 90
麻疹ウイルス ― 91
ムンプスウイルス ― 91
RSウイルス ― 91
狂犬病ウイルス ― 92
ヒト免疫不全ウイルス（HIV） ― 92
ヒトT細胞白血病ウイルス（HTLV） ― 93
肝炎ウイルス ― 93
SFTSウイルス ― 94
出血性ウイルス ― 94
ハンタウイルス ― 94

原虫と感染症 ─── 94
- 赤痢アメーバ ─── 95
- アカントアメーバ ─── 95
- ランブル鞭毛虫 ─── 95
- クリプトスポリジウム ─── 96
- 腟トリコモナス ─── 96
- トキソプラズマ ─── 97
- マラリア原虫 ─── 97
- トリパノソーマ ─── 98
- リーシュマニア ─── 98

プリオン ─── 99

感染症の診断と治療

細菌学的診断 ─── 100
- 検体の採取と取り扱い ─── 100
- 塗抹鏡見検査 ─── 101
  - グラム染色 ─── 102
  - 塗抹標本の作製 ─── 102
  - 染色 ─── 102
  - 鏡検 ─── 103
- 培養同定検査 ─── 104

免疫学的診断 ─── 104
- ラテックス凝集反応 ─── 105
- イムノクロマト法 ─── 105

遺伝子学的診断 ─── 106
- 遺伝子増幅法 ─── 106
- パルスフィールドゲル電気泳動
  (Pulsed-Field Gel Electrophoresis；PFGE) ─── 107

検査と報告 ─── 108
- 緊急報告 ─── 108
- 抗菌薬感受性 ─── 108
  - ディスク拡散法 ─── 109
  - 希釈法 ─── 109
  - 感受性の判定と基準 ─── 110

化学療法 ──── 111
　抗菌薬 ──── 111
　　β-ラクタム系 ──── 112
　　アミノ配糖体系 ──── 112
　　マクロライド系と類似薬 ──── 112
　　クロラムフェニコール系 ──── 112
　　テトラサイクリン系 ──── 112
　　グリコペプタイド系 ──── 112
　　キノロン系 ──── 113
　　オキサゾリジノン系 ──── 113
　　環状リポペプチド系 ──── 113
　抗真菌薬 ──── 113
　　ポリエン系 ──── 113
　　アゾール系 ──── 113
　　キャンディン系 ──── 113
　　ピリミジンアナログ系 ──── 114
　抗ウイルス薬 ──── 114
抗菌薬耐性菌 ──── 114
　自然耐性と獲得耐性 ──── 114
菌交代症 ──── 116
抗菌薬適正使用 ──── 117

あとがき ──── 119

索引 ──── 121

ヒトと感染症

▶▶▶ 感染の成立と発症

　感染とは**病原体**が存在し、その病原体がヒトの体内に**侵入**することからはじまる。侵入した病原体は臓器細胞に**定着**する。そのときヒトは、その病原体を異物と認識し、さまざまな手段を使って排除しようとする。そこで排除されるか、病原体が増殖しなければ感染は成立しない。しかし、排除されずに病原体が定着し、**増殖**するようになると感染が成立する（図1）。ヒトは常に病原体による感染の機会にさらされており、そのたびに排除する仕組みとの水際の戦いが目に見えず繰り広げられている。

　そして、病原体が増殖して生体細胞への侵入あるいは**毒素産生**によって周辺組織に障害を起こし**炎症**や破壊が生じると、何らかの症状を**発症**するようになる。病原体が定着してから発症するまでの期間を**潜伏期間**とよぶ。

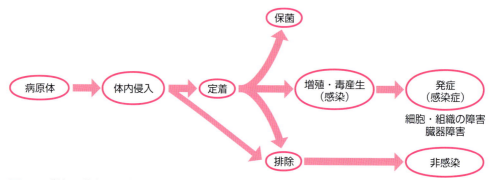

図1　感染の成立と過程

　病原体が**宿主**に侵入して発症するか否かは、その病原体の病原性の強弱と宿主の抵抗力とのバランスが大きく影響する。健康なヒトのようにどんなに**抵抗力**が強くても、病原体の**病原性**がそれより強ければ感染、発症が起こる。逆に病原体の病原性が弱くても宿主の抵抗力が弱ければ感染、発症が起こる（図2）。すなわち、病院などに入院している患者には抵抗力が弱いヒトが多くいることから、病原性の弱い病原体によっても感染症が起こってしまう。このような感染症を**日和見感染症**という。従って病院では日和見感染、すなわち**病院感染**が起こりやすい環境にあるといえる。

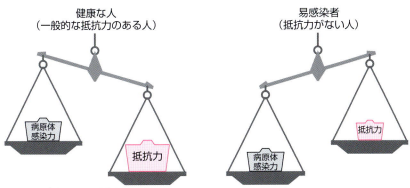

図2　感染力と抵抗力のバランス

▶▶▶ 顕性感染と不顕性感染

　感染すると高率に発症する病原体（ノロウイルス、水痘など）と、あまり発症しない病原体（結核、日本脳炎など）がある。前者による感染症を**顕性**（病状が現れる）感染、後者を**不顕性**（**無症候**）感染という。症状がないからといって感染していないわけではない。

　潜伏期間には一般的に宿主の抵抗力が関係するが、病原体の病原性も大きく関係する。

　潜伏期間は病原体による感染症の種類によって数日から数十年と差があるが、一般的な感染症では数日から一週間程度と、病原体によってほぼ一定で、発症した日をもとに感染した機会を推測することができる。潜伏期間が短い病原体はノロウイルスなどが代表的で、12時間〜72時間（通常は1日〜2日）、インフルエンザウイルスや食中毒の原因菌であるサルモネラなどは3日〜7日程度である。潜伏期間が長い病原体では、結核菌やヒト免疫不全ウイルス（HIV）などがあげられ、数か月から数十年の長い潜伏期間を経て発症するか、または発症しないで**保菌者**（**キャリア**）となる場合もある。

　従って、このような潜伏期間が長い病原体による感染は、感染した機会の確定が難しいことから、いつ、どこで感染したのか（感染経路、感染源）がわからないことが多い。

▶▶▶ 感染経路

感染は病原体の移動によって広がり、その移動の仕方は病原体の種類とヒトの感染部位によって異なる。病原体の移動経路を**感染経路**といい、いくつかの種類に分かれる（図3）。

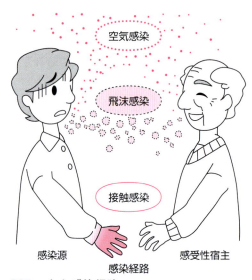

図3　主な感染経路
（向野賢治：院内感染の標準予防策、日医雑誌、127：340-346、2002より）

「接触感染」

まず、病原体が排出される傷口や排泄物に接触した手指または器具などを介して、他のヒトへ移動して感染が起こるのが「**接触感染**」である。例えば、感染症患者をケアした医療従事者の手指に病原体が付着し、その汚染された手指で他の患者に触れて感染を**伝播**してしまうケースや、インフルエンザウイルスが付着した手すりなどに触れて、自分の粘膜（鼻や口）に移動し、感染してしまうケースなどである。**病院感染**の多くはこのような「接触感染」によるものである。病院内にはあらゆる場所にいろいろな病原体が付着しているうえ、免疫力が低下してそれらの病原体によって容易に感染してしまう患者が多くいる。

患者の傷口や排泄物から感染する以外にも、**性行為**など直接接触によるものや、病原体を保有する動物にかまれる、ひっかかれることによって起こる感染も接触感染に含まれる。

「飛沫感染」と「空気感染」

一方、病原体に直接触れるのではなく、患者や保菌者から**咳**や**くしゃみ**など

によって排出された病原体を吸い込んで感染する「**飛沫感染**」と「**空気感染**」も重要な感染経路である。咳やくしゃみから排出された病原体は水分にくるまれていて（霧吹きからの水分のようなもの）、この水分に覆われた病原体（**飛沫**）を吸い込むことによって感染する経路を飛沫感染という。一方、病原体を覆っていた水分が蒸発して、病原体そのものになったもの（**飛沫核**）を吸い込んで感染する経路を空気（飛沫核）感染という。飛沫は水分を含んでいるので重く、排出されても速やかに落下するため、飛沫感染は 1 m ～ 1.5 m くらいの範囲でしか起こらない。飛沫感染によって起こる代表的な感染症は、インフルエンザ、百日咳などである。一方、水分が蒸発した病原体（飛沫核）は軽く、なかなか落下することなく空気の流れに乗ってしまうため、幅広い範囲で感染が起こる（図4）。空気感染する代表的な病原体は結核菌や水痘、麻疹ウイルスなどで、これらは水分に覆われていなくても乾燥に強いのが特徴である。

「エアロゾル感染」

飛沫よりも小さい粒子が空気中を漂い、その粒子を吸い込んで感染する。

新型コロナウイルス（SARS-CoV-2）の感染経路の一つとして提唱された。感染者の咳、くしゃみや、呼吸、大声、歌唱により**エアロゾル粒子**の量が増え、換気が不十分で密集した環境に一定時間滞在することにより、それらを吸い込み感染する経路。密閉した空間において距離が遠いにもかかわらず感染が発生した事例が国内外で報告された。

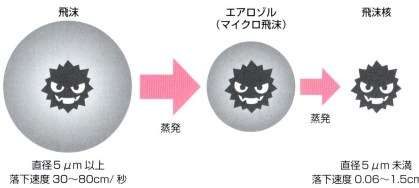

図4　飛沫と飛沫核

（向野賢治：院内感染の標準予防策、日医雑誌、127：340-346、2002より改変）

「節足動物（昆虫）媒介感染」

蚊やダニなどの**節足動物**に刺されたりかまれたりして感染が起こる「**節足動物（昆虫）媒介感染**」がある（表1）。マダニによって媒介される「重症熱性

血小板減少症候群（SFTS）」ウイルス感染も「節足動物（昆虫）媒介感染」である。

　病原体を保有する節足動物は、蚊やダニ以外にもシラミやノミなどがあり、細菌、原虫およびウイルスのさまざまな病原体による感染が起こり、それらは比較的重症な感染症であることも特徴である。

表1　節足動物（昆虫）の媒介による感染症

病名	病原体	種類	媒介動物（ベクター）
日本脳炎	日本脳炎ウイルス	ウイルス	蚊
デング熱	デングウイルス		
黄熱	黄熱ウイルス		
SFTS※	SFTSウイルス		ダニ
マラリア	マラリア原虫	原虫	蚊
発疹チフス	発疹チフスリケッチア	細菌	ダニ・シラミ
つつが虫病	つつが虫病リケッチア		
発疹熱	発疹熱リケッチア		
ペスト	ペスト菌		ノミ

※重症熱性血小板減少症候群

「母子感染」

　病原体が母親から**胎児**、**新生児**に移動して感染する経路で、**胎盤**を通過して感染する場合を**垂直感染**という。梅毒、トキソプラズマ、風疹ウイルスなどが代表的な病原体である。また、**分娩時**に産道を通過する際に感染する病原体としては、クラミジア、淋菌、B群溶血連鎖球菌、ヘルペスウイルスや、出血に伴う血液を介して感染する、ヒト免疫不全ウイルス（HIV）、B型・C型肝炎ウイルスがある。

　その他、新生児が**母乳**から感染する病原体として、HIV、ヒトT細胞白血病ウイルス（HTLV）、サイトメガロウイルスなどもある。

「血液感染」

　また、私たち医療従事者の身近な現場で起こる特殊な感染経路がある。病原体を含む血液を、注射針などの鋭利な器具を介して起こるのが「**血液感染**」である。病原体が含まれる**血液製剤**や感染症患者に使用した**針**や**メス**などによる医療従事者の事故が該当する。

感染症と流行

▶▶▶ 食中毒

食中毒とは、おもに飲食物を摂取して生じる中毒で、原因物質としては病原微生物以外にも、**化学物質**（ヒ素、有機リンなど）、**動物由来毒**（フグ毒など）、**植物由来毒**（毒キノコなど）や**寄生虫**によるものも含まれる（表1）。

病原微生物による食中毒

細菌性食中毒

発症のメカニズムの違いによって、**感染型食中毒**と**毒素型食中毒**に分類される。

▶感染型食中毒

飲食物に含まれる病原体を摂取して、腸管内に定着、増殖、感染のプロセスを経て発症する食中毒である。代表的な食中毒には、カンピロバクター（*Campylobacter*）属菌、サルモネラ（*Salmonella*）属菌、下痢原性大腸菌、腸炎ビブリオなどである。これらの病原体は、経口的に体内に侵入した後、感染が成立するまでの**潜伏期間**があることから、発症までに半日から数日かかる。嘔吐、腹痛、下痢、悪心、発熱（低い）などの臨床症状を呈することが多く、下痢便も水様性や粘血性など病原体によっても性質が異なる。排泄物を介してヒトからヒトへ**二次感染**が生じることもあるので、飲食業などの就業には注意が必要である。

▶毒素型食中毒

飲食物の中で病原体が増殖する過程で産生された**毒**を、直接飲食物とともに摂取して生じる食中毒である。

毒を産生する病原体としては、黄色ブドウ球菌、セレウス菌、ボツリヌス菌などである。毒素型食中毒は毒があれば発症するので、必ずしも病原体は生存していなくてもよい。すなわち、飲食物を加熱して病原体が死滅しても、毒が残っていれば食中毒は生じることになる。

このことから、毒素型食中毒は感染のプロセスを経る必要がないので、潜伏期間はなく、数時間から半日で発症する。臨床症状は感染型とほぼ同じであるが、下痢は水様性であることが多く、発熱はないことが多い。

これらの毒素は、加熱しても壊れない**耐熱性毒**と、熱によって失活する**易熱性毒**に分類される。耐熱性毒を産生する代表的な病原体は黄色ブドウ球菌で、

感染症と流行

表1　病因物質別食中毒発生状況（令和5年）

病因物質	総数		
	事件	患者	死者
総数	1,021	11,803	4
細菌	311	4,501	2
サルモネラ属菌	25	655	1
ぶどう球菌	20	258	ー
ボツリヌス菌	ー	ー	ー
腸炎ビブリオ	2	9	ー
腸管出血性大腸菌（VT産生）	19	265	ー
その他の病原大腸菌	3	116	1
ウエルシュ菌	28	1,097	ー
セレウス菌	2	11	ー
エルシニア・エンテロコリチカ	ー	ー	ー
カンピロバクター・ジェジュニ／コリ	211	2,089	ー
ナグビブリオ	ー	ー	ー
コレラ菌	ー	ー	ー
赤痢菌	ー	ー	ー
チフス菌	ー	ー	ー
パラチフスA菌	ー	ー	ー
その他の細菌	1	1	ー
ウイルス	164	5,530	1
ノロウイルス	163	5,502	ー
その他のウイルス	1	28	1
寄生虫	456	689	ー
クドア	22	246	ー
サルコシスティス	ー	ー	ー
アニサキス	432	441	ー
その他の寄生虫	2	2	ー
化学物質	8	93	ー
自然毒	57	129	1
植物性自然毒	44	114	1
動物性自然毒	13	15	ー
その他	5	592	ー
不明	20	269	ー

（厚生労働省ホームページより）

加熱した食品（カレーやスープ、乳製品など）によって起こる事故も多い。

ウイルス性食中毒

日本では細菌性食中毒より多く、代表的なウイルスとしてノロウイルスが圧倒的な割合を占め、ロタウイルスなども原因ウイルスとされる。これらのウイルスによる食中毒は**冬季**に多いのが特徴である。

その他A型肝炎ウイルスも原因微生物のひとつであり、発展途上国の不衛生な水を摂取して感染することが多い。

原虫性食中毒

クリプトスポリジウムが代表的な原因微生物で、この原虫に汚染された水系を介して感染する。環境中では増殖できないが、長期間生存することが可能で、**塩素**にも抵抗を示し、少ない量でもヒトに感染することができるので、汚染された水道水によって感染する場合もある。

食中毒の発生

食中毒の発生は国によって傾向はあるものの、年によって大きく異なる場合がある。近年の外食産業の発展や流通の拡大により、大規模で広範囲にわたる食中毒の発生が見られた。ひとたび大規模な発生（**アウトブレイク**）が起こると、発生状況の統計は大きく変化する。

▶▶▶ 人畜（獣）共通感染症

ヒトと動物間で共通の病原体によって生じる感染症を、**人畜（獣）共通感染症**という（表2）。ほとんどは動物からヒトへの感染が問題となる。代表的な事例は畜産業におけるウシやブタなどの**家畜**から、その世話をしているヒトへの感染が知られている。また近年のペットブームにより、イヌやネコ、インコなどの**愛玩動物**からの感染例も増加している。その原因となる病原体は細菌やウイルスを中心に、真菌、原虫など幅広く、感染経路も動物との接触による直接接触感染から、動物の排泄物や食品の汚染などの二次感染と多様である。これらの感染症は特殊な病原体であることが多く、診断が困難な場合があるので、職業やペットとの接触などの情報が極めて重要である。

表2 人畜（獣）共通感染症と病原体

病名	主な動物		病原体
炭疽 カンピロバクター腸炎 リステリア症 サルモネラ症 腸管出血性大腸菌感染症 パスツレラ症 ネコひっかき病 レプトスピラ症 ブルセラ症 野兎病 Q熱	ヒツジ、ウマ、ウシなど 家禽、ウシ、ブタ、イヌなど ウシ、ヤギなど イヌ、ネコ、カメなど ウシ イヌ、ネコなど ネコなど イヌ、ネコ、ネズミ ウシ、ブタ、ヒツジ ノウサギ イヌ、ネコ、家畜	細菌	炭疽菌 カンピロバクター リステリア サルモネラ 腸管出血性大腸菌 パスツレラ バルトネラ レプトスピラ ブルセラ 野兎病菌 Q熱コクシエラ
オウム病	トリ類	クラミジア	オウム病クラミジア
狂犬病 高病原性鳥インフルエンザ	イヌ、ネコ、コウモリなど トリ類	ウイルス	狂犬病ウイルス インフルエンザウイルス
クリプトコッカス症	トリ類	真菌	クリプトコッカス ネオフォルマンス
トキソプラズマ症	ネコ、イヌ	原虫	トキソプラズマ

▶▶▶ 性（行為）感染症

性（行為）感染症は、**性行為**またはそれに準ずる行為によって生じる感染症である（表3）。

表3 性（行為）感染症と病原体

病名		病原体
梅毒 淋菌感染症	細菌	梅毒トレポネーマ 淋菌
性器クラミジア感染症	クラミジア	クラミジア トラコーマ
性器ヘルペス 尖圭コンジローマ HIV感染症（後天性免疫不全症候群；AIDS） B型肝炎 エムポックス（サル痘）	ウイルス	単純ヘルペスウイルス ヒトパピローマウイルス ヒト免疫不全ウイルス B型肝炎ウイルス エムポックスウイルス
腟トリコモナス症 赤痢アメーバ症 ジアルジア症	原虫	腟トリコモナス アメーバ赤痢 ランブル鞭毛虫
ケジラミ症	寄生虫	ケジラミ

日本では約1,000の医療機関を定め、淋菌感染症、性器クラミジア感染症、性器ヘルペスおよび尖圭コンジローマの4つの性感染症を、梅毒については全医療機関における全数の経年的動向調査を行っている。男女ともに性器クラミジア感染症が最も多く、比較的若い世代の感染症が多いのが特徴である。日本では2013年頃から梅毒患者が増加し、2015年から急激な増加が見られ、2023年には約15,000人となり大きな社会問題となっている。その中でも20代前半の女性患者が急増しているのも特徴的である。男性では淋菌感染症が次に多く、女性は性器ヘルペスが多いが、他の2感染症と大きな差はない（図1）。

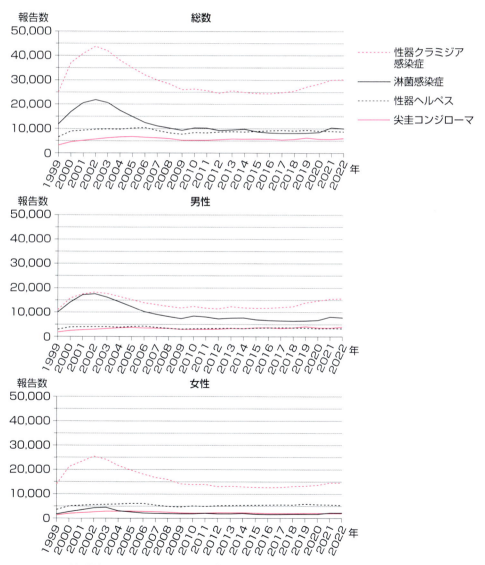

図1－1　性感染症報告数の年次推移①
※定点報告
（資料：厚生労働省「感染症発生動向調査」より）

感染症と流行

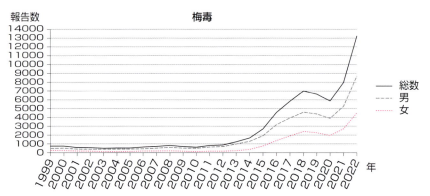

図1-2　性感染症報告数の年次推移②
※全数報告　　　　　　　　　　　（資料：厚生労働省「感染症発生動向調査」より）

　2000年代初めより、**HIV/AIDS**の問題から性器クラミジア感染症、淋菌感染症ともに減少傾向にあったが、近年ではこれらの傾向も下げ止まり、若干増加している傾向も見受けられる。この背景には、性の若年化による無防備な行為や日本特有の多様化した**性風俗産業**が温床となっていることが考えられている。

　その他の性感染症として、HIV感染症によるAIDS、B型肝炎、腟トリコモナス症などがあり、1990年代から増加傾向にあったHIV感染者とAIDS患者は2013年をピークに緩やかな減少傾向にあるが（図2）、2021年の累積HIV感染者は約3万人、AIDS患者は約1万人で20代〜30代の感染者が多いのも特徴である。また、2022年5月に欧州でエムポックス（サル痘）患者が報告され、その後、多くの国で患者数が増加した。患者のほとんどが男性で、ゲイやバイセクシャルまたはMSM（男性同士性交渉者）で新しい性感染症と認識されている。約1年間の感染拡大が見られたが、2023年5月には一定の収束が見られた。日本でも少ないながら感染者が見られた。

　また、微生物には分類されないヒゼンダニによる**疥癬**（次項）や、**ケジラミ症**も性感染症の一種である。

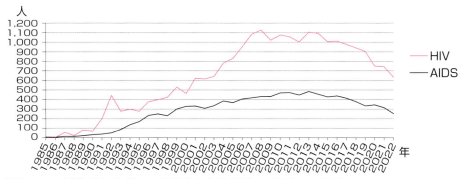

図2　HIV感染者およびAIDS患者の年次推移、1985年〜2022年
（厚生労働省エイズ動向委員会：令和4年エイズ発生動向年報より）

▶▶ その他感染症

疥癬

疥癬は「ヒゼンダニ」とよばれる0.3mm〜0.4mmの小さなダニがヒトの**角層**に寄生し生じる感染症である。ダニは寄生虫の一種で微生物ではないものの、性（行為）感染症の原因虫でもあり、近年では高齢者施設などで入居者とその介護者に感染が広がり、**医療関連感染症**のひとつとして問題となっている。ヒゼンダニは交尾した雌成虫が手首、手掌、指間、足、肘、腋の下、外陰部などの角層に横穴を掘り（**疥癬トンネル**）、産卵する（図3）。卵は3日から4日で孵化し、幼虫→脱皮→若虫→成虫となり、交尾、産卵を繰り返し増える。幼虫や若虫による糞や脱皮した抜け殻に対する**アレルギー反応**によって、発赤と強いかゆみが生じるのが一般的な症状である。

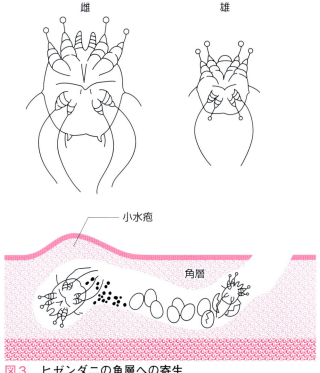

図3　ヒゼンダニの角層への寄生

病型

疥癬は寄生するダニの数の違いにより病型が異なり、**通常疥癬**と**角化型疥癬**に分類される。通常疥癬は重症の場合でも一患者の寄生数は1,000匹程度であるが、角化型疥癬は100万〜200万匹、時に1,000万匹と極めて多く、免疫力が

低下している場合にしばしば見られる。角化型疥癬は通常疥癬に比べ明らかに強い感染力を有することから、**個室隔離**が必要となる。

感染経路と対策

肌と肌が直接接触することによる直接経路と、患者が使用した寝具（布団やシーツ）などを介した間接経路がある。ただし通常疥癬の場合、短時間での接触による感染は少ないのに対して、角化型疥癬は短時間の接触や、衣服や寝具からも容易に感染する。角化型疥癬の場合、角層内に多数のダニが含まれるため、皮膚から剥離した角層に接触することによっても感染する恐れがある（**表4**）。高齢者施設における集団発生のほとんどは、角化型疥癬患者からによるものである。従って、角化型疥癬を速やかに診断し、感染源を特定し、隔離することが感染拡大防止への重要な対策となる。

表4　疥癬の型別対応策

	通常疥癬	角化型疥癬
衣類、リネンなど	特別な対応は不要	交換可能なものは入浴時毎日交換。交換したものは静かにくるむように扱い、ビニール袋に入れ密閉。交換不能なベッドマットなどは、掃除機で表面を丁寧に吸い取る。
洗濯	特別な対応は不要	50℃以上のお湯に10分以上浸漬した後に洗濯乾燥機、アイロンによる加熱。
入浴	タオルなど肌に触れるものの共有は避ける	毎日入浴。他の利用者がいる場合は最後に入浴。頸部、指間、陰部などは特に丁寧に洗う。厚い垢は柔らかいブラシを用い洗う。
介護者	特別な対応は不要	手袋、ガウンなど防護具を着用。
個室管理（隔離）	特に不要	必要 ダニが検出されなくなるまで。
室内消毒	特に不要	加熱乾燥（約50℃、10分以上） 不可能な場合、殺虫剤を使用し、1時間後に吸引。非処置の場合、2週間閉鎖。

▶▶▶ 新興・再興感染症

古くから人類は種々の感染症に脅かされてきたが、近代化による衛生管理の改善、抗菌薬（抗生物質）やワクチンの開発、医療技術の進歩により、感染症は減少し、重篤な感染症はほとんど制圧できたかと思われた。

しかし、1970年代後半からウイルス性出血熱（エボラ出血熱など）、腸管出血性大腸菌（O157：H7など）感染症、AIDS（後天性免疫不全症候群）、C型肝炎など、2000年以降には重症急性呼吸器症候群（SARS）、インフルエンザ

A（H1N1）感染症（発生当時は新型インフルエンザ）、重症熱性血小板減少症候群（SFTS）、中東呼吸器症候群（MERS）、鳥インフルエンザH7N9、新型コロナウイルス感染症（COVID-19）など、人類がかつて経験したことがない感染症の病原体が発見され、それによる流行が起こった。これらの新しく発見された病原体による新しい感染症を、**新興感染症**という（表5）。また、デング熱、狂犬病、結核、百日咳、マラリアなど、かつて流行し、人類の生命を脅かしてきた感染症が、一度は制圧されたように見えたが、近年再び流行し、人

表5 主な新興感染症と原因病原体

年	病原体	分類	疾患
1973	ロタウイルス	ウイルス	小児下痢症
	クリプトスポリジウム	原虫	下痢症
	エボラウイルス	ウイルス	エボラ出血熱
1976	ハンタウイルス	ウイルス	腎症候性出血熱、ハンタウイルス肺症候群
	レジオネラ ニューモフィラ	細菌	レジオネラ症
	カンピロバクター	細菌	下痢症
1980	ヒトT細胞白血病ウイルス1型（HTLV-1）	ウイルス	成人T細胞白血病（ATL）
	D型肝炎ウイルス	ウイルス	肝炎
1982	腸管出血性大腸菌 O157：H7	細菌	出血性大腸炎、溶血性尿毒症症候群、急性脳症
1983	ヒト免疫不全ウイルス（HIV）	ウイルス	後天性免疫不全症候群（AIDS）
	ヘリコバクター ピロリ	細菌	胃炎（胃潰瘍、十二指腸潰瘍、胃癌）
1988	ヒトヘルペスウイルス6型	ウイルス	突発性発疹
	E型肝炎ウイルス	ウイルス	肝炎
1989	C型肝炎ウイルス	ウイルス	肝炎
1997	インフルエンザウイルスA（H5N1）	ウイルス	高病原性鳥インフルエンザ
1999	ウエストナイルウイルス	ウイルス	ウエストナイル熱・脳炎
2003	SARSコロナウイルス	ウイルス	重症急性呼吸器症候群（SARS）
2009	インフルエンザウイルスA（H1N1）	ウイルス	インフルエンザA（H1N1）
2011	SFTSウイルス	ウイルス	重症熱性血小板減少症候群（SFTS）
2012	MERSコロナウイルス	ウイルス	中東呼吸器症候群（MERS）
2013	インフルエンザウイルスA（H7N9）	ウイルス	鳥インフルエンザA（H7N9）
2019	新型コロナウイルス(SARS-CoV-2)	ウイルス	新型コロナウイルス感染症(COVID-19)

表6　主な再興感染症と疾患

種類	疾患
細菌	結核、ジフテリア、コレラ、ペスト、劇症型A群溶血連鎖球菌感染症、髄膜炎菌性髄膜炎、百日咳、サルモネラ症
ウイルス	黄熱、デング熱、新型インフルエンザ、狂犬病、麻疹
寄生虫	マラリア、トキソプラズマ症、住血吸虫症

類の健康に深刻な影響を及ぼすようになってきたこれらの感染症を、**再興感染症**という（表6）。

▶▶▶ 流行の分類

　流行にはその規模などによって大きく4つに分類することができる（表7）。まず、一定の地域で一定した**罹患率**や季節、年度などの周期で繰り返される常在的な状況を「**エンデミック**」という。毎年冬の季節になるとインフルエンザなどの流行が予測され、それに対する対応策（ワクチン接種など）が講じられている。これに対して、一定の地域で通常の罹患率を越えて流行が起こる、または今までその地域では見られなかった流行が起きる状況を「**エピデミック**」という。すなわち、流行が統計学的に過去の水準を上回る、または見られなかった新しい流行が起こり予測できない状況になることである。さらにこのようなエピデミックが、一定の地域を越え、複数の地域にまで拡大した状況を「**アウトブレイク**」という。また、エピデミックがある一定の時期に世界の複数の地域で発生した状況を「**パンデミック**」という。近年の事例にあてはめてみると、2009年に世界規模で起こったインフルエンザA（H1N1）感染症は、パンデミックの水準であり、2013年日本で大流行した風疹は、エピデミックからアウトブレイクといわれている。2020年（2019年末）世界で大流行した新型コロナウイルス感染症（COVID-19）も典型的な**パンデミック**である。

表7　流行の分類

エンデミック	一定の地域で一定の罹患率、または季節的周期で繰り返される常在的状況
エピデミック	一定の地域で通常の罹患率を超える、または流行がなかった地域に見られる予期せぬ状況
アウトブレイク	エピデミックの規模が拡大した状況
パンデミック	エピデミックが同時期に世界の複数の地域で発生した状況

生体防御と免疫

▶▶ 免疫

　ヒトが麻疹（はしか）などにかかって治ると、その後しばらく麻疹の病原体が体に入っても発症しない仕組みを持っている。これは過去の記憶に基づいて病原体などを細かく見分けて抵抗する力が備わっているからである。この仕組みを**免疫**という。

　さらに免疫には病原体などの外部からの侵入物だけでなく、体内で生じる癌細胞などの異常細胞も排除しようとする作用も有することが明らかになってきた。本章では感染防御の観点から、病原体に対する免疫系について説明する。

自然免疫と獲得免疫

自然免疫

　自然免疫は生まれつき体に備わっている非特異的な防御機能（**先天性免疫**）である。生体内に侵入した病原体を殺傷・排除する、強力な**貪食**活性を持つマクロファージ、好中球などの細胞性因子が存在する。貪食細胞は病原体由来の成分に共通した構造を認識して、これを貪食する。

獲得免疫

　獲得免疫は生後に病原体やその成分に触れることによって獲得する免疫（**後天性免疫**）で、一度侵入を許した病原体についてはその記憶が残る。免疫ができるまでに数日を要するが、同じ病原体の体内への再侵入を許し、再び病原体と接触することで免疫がより強くなる性質がある。さらに病原体の種類によっては、麻疹などのように一度感染するとそれを強く記憶し、二度と同じ感染症を発症しなくなるものもあり、このような性質を**終生免疫**とよんでいる。獲得免疫は血清や体液、分泌物などに存在する抗体を中心とした**液性免疫**と、**リンパ球**の中の**T細胞**が主役となる**細胞性免疫**に大きく分けられる。

能動免疫と受動免疫

　獲得免疫は**能動免疫**と**受動免疫**に分類され、能動免疫には感染後に獲得する**自然能動免疫**と**予防接種**などによって獲得する**人工能動免疫**がある。一般的に能動免疫は個体自ら獲得した免疫なので、その効果は長時間続き、生涯続くものを終生免疫とよぶ。受動免疫は母体からの抗体が移行する**自然受動免疫**と、**抗体**を含む血清やその成分を用いた血清療法やγグロブリン療法などの**人工受動免疫**に分けられる（図1）。

生体防御と免疫

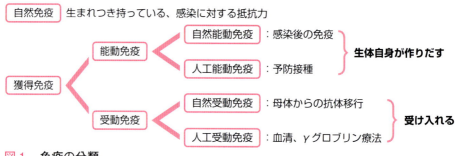

図1　免疫の分類

抗原と抗体

抗原（Antigen；Ag）とは病原体など本来自己の体内には存在していなかった異物で、**B細胞**（**抗体産生細胞**）からこのような抗原に特異的に結合する抗体が産生される。抗原が体内に侵入すると初めに **IgM** がつくられ、その産生がピークを迎え、やがて消失していくにつれて次に主要な抗体である **IgG** がつくられるようになる。しかし、数週間後にはこれも減少していく（**一次免疫応答**）。その後、同じ抗原が再度侵入すると今度はIgG抗体が初回より速く、さらに多量につくられ、その産生能も長期間維持する（**二次免疫応答**）（図2）。

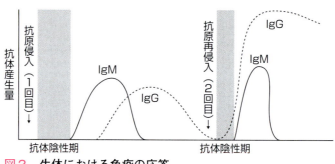

図2　生体における免疫の応答

免疫グロブリンは構造の違いによってIgM、IgG、IgA、IgD、IgEの5つのクラスに分けられ、大きさや体内の分布と機能などが異なっている。

IgM
最も大きく、抗原の侵入によって最初につくられる抗体で、初感染の診断に有効である。

IgG
病原体に対する**主な抗体**で、感染の防御に主要な役割を果たす。胎盤を通過することによって母体から胎児に移行して、生後数か月間、新生児、乳児の感染防御に働く。生後半年後にはほとんどなくなる。

IgA
　ほとんどが**分泌型**で、唾液、腸管、生殖器などの粘膜分泌液に存在し、粘膜表面などの局所で働く。母乳に多く含まれ、受動免疫として新生児、乳児の感染予防に働く。

IgE
　皮膚や粘膜の**肥満細胞**や血液の**好塩基球**に結合して存在する。細胞に結合しているIgEに外来の抗原が接触すると細胞から**ヒスタミン**などの化学伝達物質が放出され、補体や白血球などを引きよせる。**I型アレルギー**の原因となる免疫である。

液性免疫と細胞性免疫

　液性免疫はB細胞（抗体産生細胞）によってつくられ血液や体液中に存在する抗体が主体となって働く免疫で、抗体が含まれる血清を別の個体へ移すことで病気を治療することができる（**抗血清療法**）。一方、**細胞性免疫**は抗原刺激を受け感作状態にあるエフェクターT細胞によるもので、ウイルス感染細胞や癌細胞の傷害、そして組織移植片の**拒絶反応**を引き起こす。

予防接種

　ヒトを含む動物が感染症の原因となる病原体に感染（罹患）することを防ぐために、病原体の**抗原**（**ワクチン**）を体内に入れ、人工的に免疫を獲得させる方法が**予防接種**である。予防接種はヒト個人を感染から守るだけでなく、社会全体の流行を防ぐという点からも重要な感染対策である。ワクチンの接種によって免疫が得られ、その病原体による感染、発症を抑える、または感染しても軽症ですむようになる。

　予防接種には、「**予防接種法**」という法律により定められた年齢枠で接種をすすめる**定期予防接種**（**勧奨接種**）と、希望者に行う**任意予防接種**がある。

定期予防接種と任意予防接種（図３）

　定期予防接種は、A類疾病とB類疾病に分けられている。**A類疾病**には急性灰白髄炎（ポリオ）、結核、ジフテリア、百日咳、破傷風、麻疹（はしか）、風疹、日本脳炎の他、政令で定める、人から人に伝染することによるその発生および蔓延を予防するため、またはかかった場合の病状の程度が重篤になる恐れがある、疾病の発生および蔓延を予防するための予防接種がある。2013年にはインフルエンザ菌b型（Hib：ヒブ）感染症、小児肺炎球菌感染症および子宮頸癌予防のためのヒトパピローマウイルス（HPV）も加わった。**B類疾病**は主に高齢者対象のインフルエンザ、肺炎球菌による肺炎など、個人の発病またはその重症化を防止し、併せてこれによりその蔓延の予防に資するため、特に

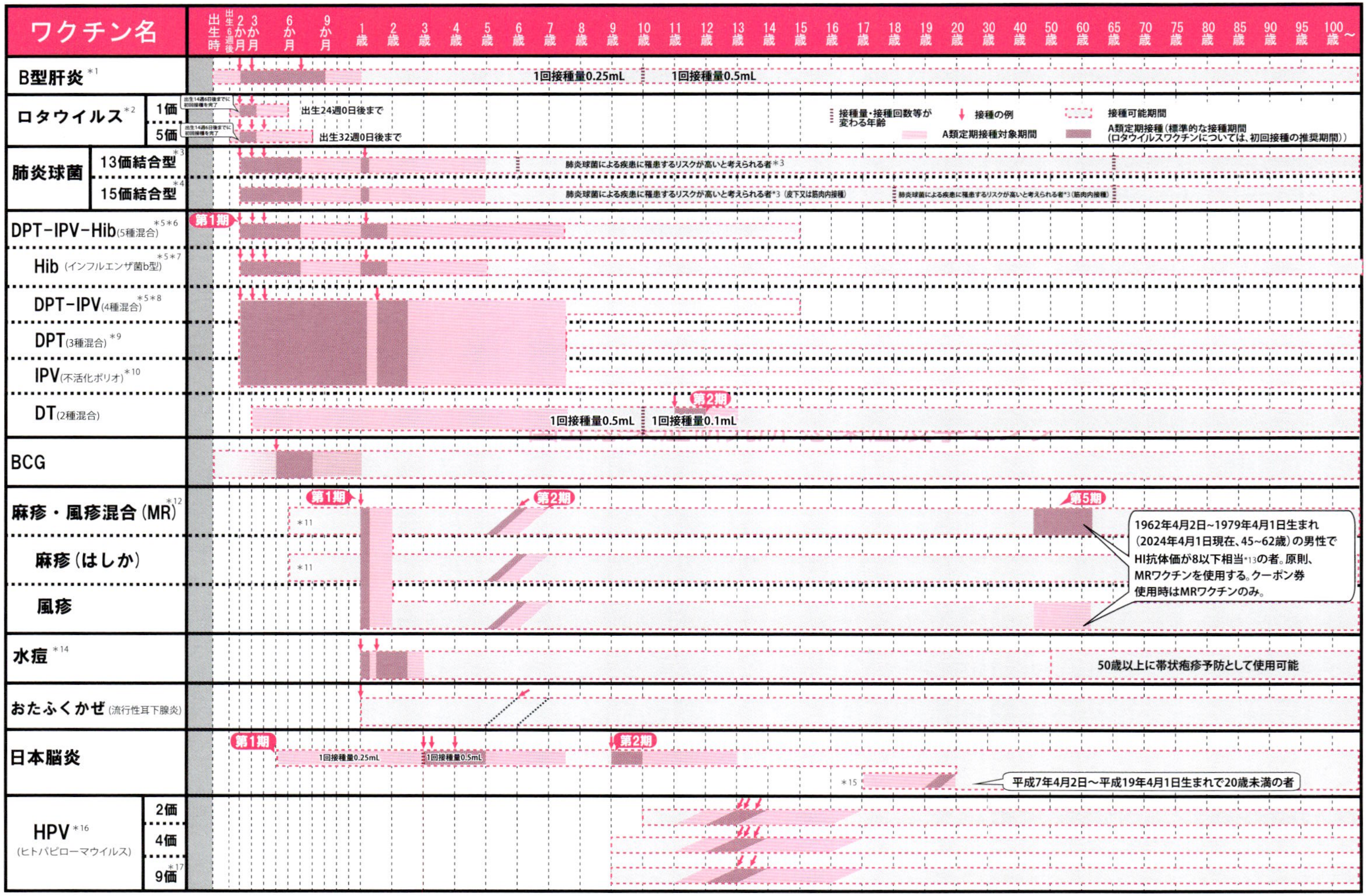

生体防御と免疫

図3-1 日本の定期／任意予防接種スケジュール その1（2024年9月1日以降）

[国立感染症研究所：日本の定期／任意予防接種スケジュール：その1・2），https://www.niid.go.jp/niid/images/vaccine/schedule/2024/JP20240901_02.pdf より一部改変]

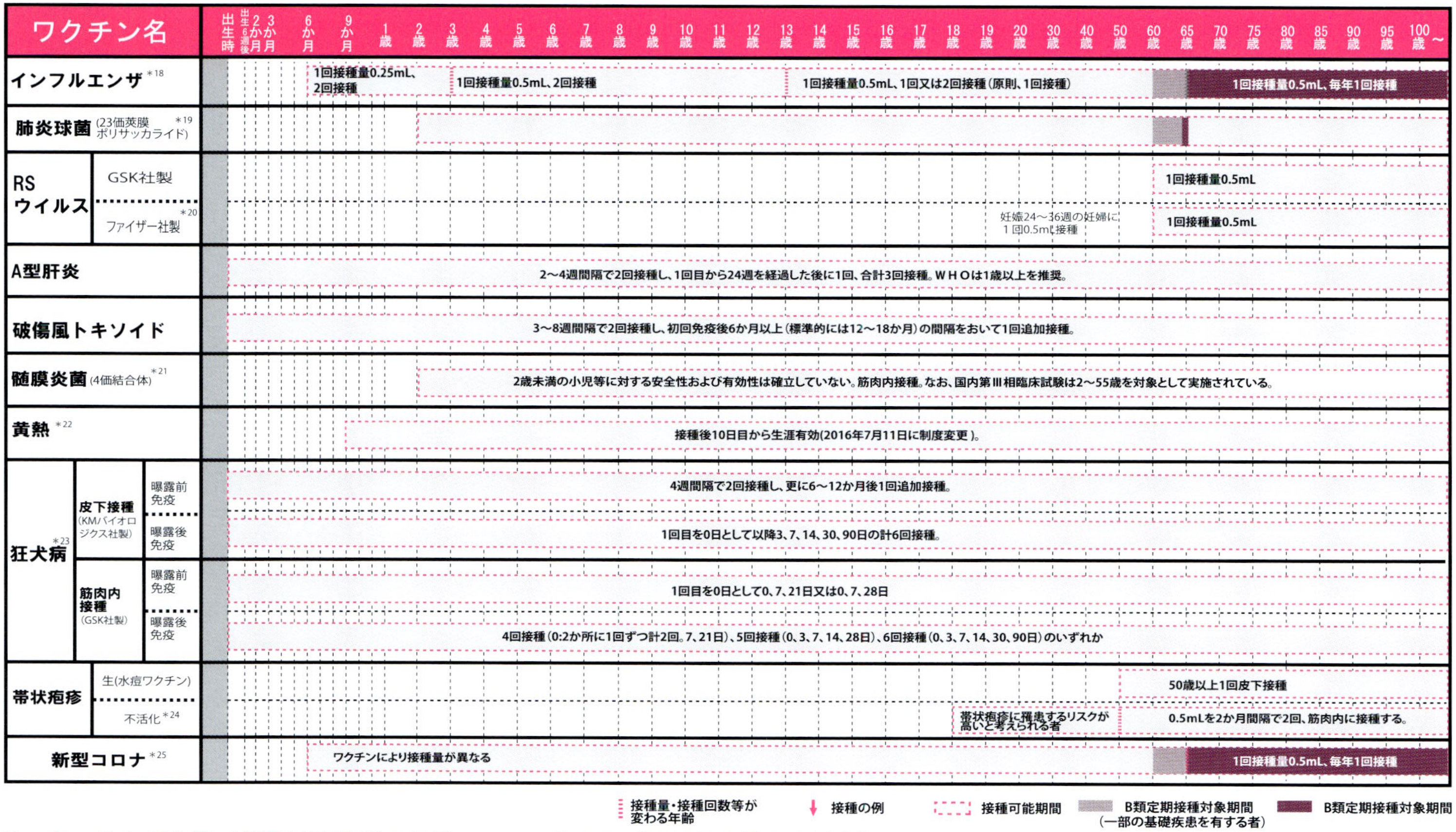

図3-2 日本の定期／任意予防接種スケジュール その2（2024年9月1日以降）（全年齢：その1・2）。https://www.niid.go.jp/niid/images/vaccine/schedule/2024/JP20240901_02.pdf より一部改変）

〔国立感染症研究所：日本の定期／任意予防接種スケジュール（全年齢：その1・2）．https://www.niid.go.jp/niid/images/vaccine/schedule/2024/JP20240901_02.pdf より一部改変〕

生体防御と免疫

*1 2016年10月1日から定期接種導入。2016年4月1日以降に生まれた者が対象。母子感染予防はHBグロブリンと併用して定期接種ではなく健康保険で受ける。
 ①母子感染予防（抗HBs人免疫グロブリンとの併用）[HBワクチン]通常、0.25mLを1回。生後12時間以内を目安に皮下接種（被接種者の状況に応じて生後12時間以降とすることもしうる）。B型の場合であっても生後できるだけ早期に行う（0.25mLずつを生後0，1か月及び6か月後の3回接種）。更に[0.25～1.0mLを筋肉内注射を生後5日以内（原則として生後6日後から、追加注射は0.16～0.24mL/kgを投与）[HBIG（原則としてHBワクチンとの併用）]初回注射は0.5～1.0mLを筋肉内注射変更。
 2013年10月18日から品目変更。
 ②広太病患者に［B型肝炎の予防］の目的で使用中の場合
 ③業務外で［HBs人免疫グロブリンとの併用による抗HBe抗原陽性のB型肝炎発症予防（抗HBs人免疫グロブリンとの併用）
 労災保険適用。
*2 ①業務上、HBs抗原陽性血液でのHBe抗原陽性血液汚染を受けた場合（抗HBs人免疫グロブリンとの併用）
 ②既存のHBs既往陽性血液付着による場合（抗HBs人免疫グロブリンとの併用）
 [出生/通後]は、生まれた日を0日として計算する。1価で2回接種、5価で3回接種のいずれかを選択。2020年10月1日から、2020年8月1日以降に生まれた児を対象に定期接種導入。
*3 生後2か月以上7か月未満で開始した場合、27日以上の間隔で2回接種したのち、60日間以上の間隔をおいて1回追加接種。接種開始が1歳以上の場合は1回接種。
 接種もれした者には、次のようなスケジュールで接種。
 接種開始が生後7か月以上12か月未満の場合：27日以上の間隔で2回接種、2回目から60日以上の間隔をおいて1歳未満のうちに1回追加接種。接種開始が1歳以上5歳未満：1回接種。2014年6月から65歳以上の高齢者の肺炎球菌による疾患への接種が可能となる。対象は、5歳以上65歳未満で慢性疾患に罹患するリスクが高いと考えられる者。
 なお、「肺炎球菌による疾患に罹患するリスクが高い」とは、以下のような状態であるものをいう：
 ・慢性的な心疾患、肺疾患、肝疾患等の基礎疾患を有する者
 ・先天性又は後天的無脾臓、脾臓摘出術をうけた者
 ・人工内耳の使用、鎌状赤血球症又はその他の異常ヘモグロビン症
 ・慢性腎疾患、ネフローゼ症候群、慢性腎不全治療中の者
*4 注：接種方法が年齢により異なる。2か月前以上定期接種。6歳未満は皮下注射。
 2018年4月10日から国内で定期接種開始。6歳以上18歳未満の者について；
 0.5mL筋肉内接種。
 詳細はhttps://www.niid.go.jp/niid/images/idsc/disease/rubella/Rubella-Hitter8_Ver4.pdfを参照。
*5 Dジフテリア、P：百日咳、T：破傷風、IPV：不活化ポリオ、Hib：インフルエンザ菌b型を表す。Hibは2013年4月1日から、DPT-IPVは2012年11月1日から、DPT-IPV-Hibは2024年4月1日から定期接種に導入。生ポリオワクチン株での不活化されたIPVを混合したDPT-sIPV-HibワクチンとDPT-sIPVワクチン、第1期の接種においてはDPT-IPV-Hib（DPT・IPV・Hib）等いずれかのワクチンを選択が可能、原則として、同一種類のワクチンを使用する必要がある。接種的には初回接種については生後2か月から生後6か月の間に、同一種類のワクチン3回、初回接種を終えた後6か月以上、標準的には12～18か月後に1回追加接種をする。接種開始が1歳以上の場合や、必要に応じて初回接種数回数を減らす取り扱いも可能は不要となる。なお、Hib感染症の定期接種としてDPT-IPV-Hibを使用する場合は初回接種の月齢に関わらず子育て接種回数に関わる月齢にあわせ取り扱いは可能。初回接種として生後2か月以上7か月未満で開始の場合は生後6か月から5歳未満の期間に、初回として、DPT-IPV-Hibを3回（医師が必要と認めたときには20日間以上の間隔をおいて接種可能）。
*6 初回接種については標準として生後27日以上の間隔で3回皮下接種。また、初回接種開始から標準としては6～18か月の間隔をおいて1回皮下接種。初回接種から6か月以上（医師が必要と認める場合には20日間以上の間隔をおいて接種可能）、1回皮下接種。
*7 2008年12月19日から定期接種開始。通常、本剤の適応の月齢によらず標準として、生後2か月以上7か月未満で接種開始した場合は、初回として、DPT-IPV-Hibを3回、初回接種終了後7か月以上、標準として12～13か月後に1回追加接種を行う。生後7か月未満で初回接種を開始した場合は、初回として27日以上の間隔で2回接種、生後12か月から生後15か月の間に追加接種を1回接種。初回接種を1歳以上で始めた場合は、1回接種。接種開始が生後7か月以上12か月未満：初回として27日以上の間隔で2回接種、追加。初回接種開始が1歳以上5歳未満の場合、1回皮下接種。
*8 初回接種については、次のとおり皮下接種：生後2か月以上12か月未満は27日（標準的には20～56日）の間隔をおいて3回、IPV4回接種。OPV未接種者はIPV3回接種。
 詳細は添付文書参照。
*9 2018年1月29日から再び使用可能となった。
*10 生ポリオワクチン（OPV）2回接種者は、ポリオ流行国渡航前を除き、IPVの接種は不要。ポリオ流行国渡航者は、同じ時期に麻疹ワクチンをいずれか1方投与接種、あるいは単抗原ワクチン接種を希望する者は単抗原ワクチンの選択可能。
*11 緊急避難的に接種となる場合がある。
*12 原則としてMRワクチンを接種。なお、3か月以上（標準的には6～12か月）の間隔をおいて2回接種。
*13 2014年10月1日から定期接種導入。
*14 基本的に同一のワクチンを平成19年4月1日以後に生まれた女児及び男児、接種可能、回数は定められている。平成9年度生まれ～平成19年度生まれの女性について：平成9年4月～令和4年3月の間、平成9年度生まれから高校1年相当年齢の女性を1人、3回皮下接種。9歳以上15歳未満の女性は、初回接種の月から6か月後に1回、2回目から6～12か月の間隔をおいて接種を2回行う。基本的にHPVワクチンの初回接種を9歳以上の者がつけていない場合には、令和4年4月～令和7年3月の間、改めて公的接種機会がある。
*15 平成7年10月以降2019年4月1日までに生まれた男性が加わった。
*16 6年生～高校1年相当年齢の女性または～平成19年度生まれの女性について、平成9年4月以降に接種、3回目以降6か月以上、筋肉内に接種、1回0.5mLを2回、通常、1～2か月間隔で接種。2020年12月から4価ワクチン接種3回受けていない者に、令和4年4月～令和7年3月の間、改めて公的接種機会がある。
*17 もう1方、第1回目、30日以上の間隔をおいて筋肉内に接種。平成9年度生まれの女性は、定期接種として2回注射を1回する。2回目は初回接種から約6か月経過後、通常、1～2か月間隔で接種、前回までの接種回数が変わる。
*18 定期接種は毎年1回、インフルエンザワクチンとしての定期接種は1歳以上が接種対象。
*19 2024年10月1日から定期接種対象、60歳以上の者に1回0.5mL皮下接種、肺炎球菌ワクチン、健康保険適用外での接種となる。
*20 妊娠24～36週の妊婦は、妊娠期の風疹感染の接種がある。
*21 2024年9月1日現在、ジフテリア-トキソイド混合体ワクチン（製品名：メナクトラ、メンアクトラ、メンクアッドフィ筋注）、メンジクアッド°筋注があり、メンクアッドフィ、メンジクアッドの接種の必要性が高い者の接種例もある。
*22 一般医療機関などで適応な適切な接種が可能。補助な添付文書参照のこと。なお、2022年10月現在、KMバイオロジクス（株）、GSK（株）製は皮下接種、KMバイオロジクス（株）、第一三共（株）製は筋肉内接種。
*23 2つの製剤があるが、KMバイオロジクス（株）製は出荷停止されており、供給再開時期は未定である。
*24 50歳以上の者には、帯状疱疹に罹患するリスクが高いと考えられる者を1人、0.5mLを2回、通常、1～2か月間隔で接種。KMバイオロジクス（株）製は皮下接種の接種に移行、モデルナ社、ファイザー社のワクチン武田/ノバルティックス社6歳以上（追加接種は12歳以上）、武田/ノバルティックス社第一三共社
 ・筋肉又は細胞由来免疫不全である者、免疫機能が低下した者などは接種対象に該当するか低下するり可能性がある者、免疫機能が低下した者などは接種対象に該当する。
*25 2024年4月1日から臨時接種から65歳以上の高齢者の定期接種に移行、モデルナ社、ファイザー社のワクチンは生後6か月以上、武田/ノバルティックス社は12歳以上の任意接種対象となる。
 ・上記以外に、医師が必要と認める予防接種。

図3-3　日本の定期／任意予防接種スケジュール　脚注

[国立感染症研究所：日本の定期／任意予防接種スケジュール（全年齢：その1・2）、https://www.niid.go.jp/niid/images/vaccine/schedule/2024/JP20240901_02.pdfより一部改変]

予防接種を行う必要があると認められる疾病として、政令で定める疾病がある。

任意の予防接種としての疾病には、流行性耳下腺炎（ムンプス）、水痘（帯状疱疹）、インフルエンザ、A型肝炎、狂犬病、黄熱などがある。

ワクチン

予防接種に用いる**抗原**である**ワクチン**は、大きくふたつに分けられている。病原性に関連した遺伝子を取り除くなど、何らかの方法により病原性を弱めた（**弱毒化**）ウイルスを抗原として接種する**生ワクチン**と、加熱や薬物処理によって**死菌**または**ウイルス**を**不活化**して抗原とする**死菌・不活化ワクチン**である。生ワクチンは弱毒化した病原体を生きた状態で接種することから、最も効果的に、長期にわたり免疫を維持することができる。

不活化ワクチンは一回の接種では十分な免疫が得られず、比較的短い期間で低下してしまうことから、接種回数を増やす必要がある。不活化ワクチンの中でも副反応を少なくするために、近年では抗原の成分だけを残してつくられたインフルエンザHAワクチンや精製百日咳ワクチンなどが使用されることが多い。

これらのワクチンの他に、細菌の**毒素**を処理し**無毒化**した抗原を接種し、毒素に対する免疫（抗体）を得るジフテリアトキソイドや破傷風トキソイドなどがある。

さらに、新型コロナウイルス感染症のワクチンとして mRNA ワクチンが開発され多くの人に接種された。

▶生（弱毒生）ワクチン

病原体に対して、個体自ら抗体を産生することから持続性も長い。BCG、風疹・麻疹（MR）生ワクチン、ポリオ生ワクチン、黄熱ワクチンなど。

▶死菌（不活化）ワクチン

病原体を処理して死菌（不活化）としたもので、生ワクチンに比べると得られる免疫の効果は低く、持続性も短い。DPT（ジフテリア、百日咳、破傷風）混合ワクチン、不活化ポリオワクチン、日本脳炎ワクチン、狂犬病ワクチン、A型肝炎ワクチンなど。

▶成分ワクチン

死菌（不活化）ワクチンを、副作用を少なくするために改良したもの。インフルエンザHAワクチン、A型・B型肝炎ワクチンなど。

▶トキソイド

毒素を処理して無毒化した抗原。ジフテリアトキソイド、破傷風トキソイドなど。

▶mRNA ワクチン

病原体をもとにデザインされた mRNA の遺伝子配列を人工的に合成し、特

殊な脂質でコーティングすることにより体内においても安定化させたものを接種することで、特定の病原体に対する抗体産生を促すもの。

アレルギー

免疫は本来外部から侵入してきた病原体に対して生体を守る働きがあるが、それに対して逆に生体へ不利に働くこともある。外来の物質に対して過敏に免疫が働いてしまう**過敏症**である。アレルギーの原因物質である外来性の抗原、**アレルゲン**が生体に入り免疫ができ、繰り返しアレルゲンと反応することによって生体に好ましくない免疫反応が生じることを**アレルギー**という。

アレルギーは**即時型**と**遅延型**の2つに大別され、さらにその発症メカニズムからⅠ〜Ⅳ型に分類される。即時型にはⅠ〜Ⅲ型が含まれ、反応があらわれるまでの時間が短く（数分から数時間）、抗体（液性免疫）が関与する。遅延型は、反応があらわれる時間が24時間から数日と長く、T細胞（細胞性免疫）が関与する。

Ⅰ型アレルギー

アレルゲンに曝露して短時間（数分から数十分）で反応があらわれる**即時型アレルギー**である。アレルゲンが体内に侵入すると、これに対する**IgE**が産生され、**肥満細胞**と結合する。これが再度同一アレルゲンに曝露されると、結合体と反応し、細胞から**ヒスタミン**などの物質が放出され、平滑筋の収縮、血管透過性、粘液分泌の亢進が起こり、**アナフィラキシー反応**が起こる。全身性と局所性に分けられる。蕎麦などで起こる劇症型アレルギーが**全身性アナフィラキシー**で、花粉や動物の毛などで起こる鼻炎などが**局所性アナフィラキシー**である。全身性アナフィラキシーは生命への危険があるので、緊急的対応が必要である。

Ⅱ型アレルギー

細胞障害型アレルギーといわれ、**不適合輸血**による赤血球、白血球などの細胞障害反応である。IgMやIgGが関与する。

Ⅲ型アレルギー

アルサス型アレルギーといわれ、体内で生じた抗原と抗体（IgG）の複合体が補体系を活性化してアレルギーを起こす。**血清病**やA群溶血連鎖球菌の感染後に起こる**急性糸球体腎炎**などがこのアレルギーである。

Ⅳ型アレルギー

アレルゲンに曝露され徐々に起こり、24時間〜48時間後にピークとなる遅延型アレルギーである。アレルゲンに感作されたリンパ球（T細胞）により**サイトカイン**などの活性物質が放出され、各種細胞が局所に集まり、血管の透過性亢進や発赤、腫脹、硬結などが起こる。**ツベルクリン反応**や金属などによる**接

触性皮膚炎が該当する。

サイトカイン

　細胞から産生される分子量が数万以下の**生理活性物質**で、極めて微量で免疫細胞の働きをコントロールする。産生する細胞の種類やその働きにより、**インターロイキン**、**モノカイン**、**ケモカイン**などが存在し、特にケモカインは細胞遊走に関与するサイトカインとして知られている。

免疫不全

　免疫系の欠落や障害などによる機能不全で、原発性（先天性）と続発性（後天性）に大きく分けられる。

　原発性免疫不全は免疫系の発生異常や遺伝的欠落によって、生後すぐに病態があらわれる。それに対して**後発性免疫不全**は、生後正常な免疫機能がさまざまな要因で低下していく病態で、ウイルスの感染、白血病、悪性腫瘍、免疫抑制剤などによるものである。代表的な**後天性免疫不全症候群**（AIDS）は、**ヒト免疫不全ウイルス**（HIV）が**ヘルパーT細胞**（Th細胞）に感染して細胞を破壊することによって起こる免疫不全である。

　正常な免疫機能を営むためには、必要な物質を外から栄養素として取り入れる必要がある。免疫を支えるT細胞やB細胞などの免疫細胞、そして抗体成分の大部分は**たんぱく質**で占められている。従って、たんぱく質摂取不足による栄養障害は深刻な免疫不全を引き起こす場合がある。すなわち、極度なダイエットは栄養障害さらには免疫不全への引き金となり、感染症になりやすくなるので注意が必要である（図4）。

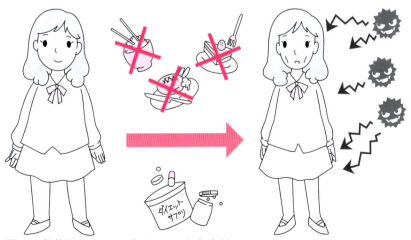

図4　栄養不足によるダイエットと免疫低下

感染症の予防と対策

感染症の予防

　感染症の予防は病原体を体内に入れないことからはじまる。そのためには病原体特有の感染経路を理解し、**感染経路の遮断**を行う必要がある。また、流行期における多くの人が集まる場所または流行している地域への訪問を避けることや、さらには病原体に対する予防接種が効果的である。また、基本的なことであるが、規則正しい生活による体力（**生体防御能**）を維持していくことが重要である。

病院感染

　病院には高齢者や免疫力が低下した患者が多く入院し、感染症患者からの**病原体**、さらには**抗菌薬耐性菌**が多く存在することから、感染が起こりやすい環境である。このように病院内での感染経路によって起こる感染症を、**病院感染**という。しかし、病院感染の厳密な定義はなく、一般的には**入院後48時間以降**に発症した感染症といわれているが、個々の症例について臨床症状、患者背景、検査成績などから**感染症専門医**などの専門家が総合的に判断する必要がある。

　近年では病院に限らずいろいろな医療施設においても施設内で感染、発症する事例が見られ、病院を含めて**医療関連感染**（healthcare associated infection；HAI）ともいわれている。このような医療関連感染を防ぐために各種予防策が講じられている。

各種予防策

標準予防策

　1980年代に米国でHIV感染者が急増し、医療従事者にも医療行為が原因と考えられる感染が発生したことから、**米国疾病予防管理センター**（**CDC**）から「血液と体液」の取り扱いについて勧告された。これを受け1996年には**標準予防策（スタンダードプリコーション）**が発表された。これは、汗を除く体液、血液、分泌物、排泄物、創のある皮膚、粘膜はすべて**感染性**があるとみなして、**感染予防策**をとるべきとしたものである。

標準予防策の実際

▶手指衛生

　感染性物質を取り扱った後やそれらが付着している可能性がある部位に触れた際、または患者ケアの前後には必ず**手指衛生**を行う。その際、手に見える汚れがある場合には石けんを用い、流水で手を洗う。目に見える汚れがなければ**擦式消毒用アルコール**などにより手指衛生を行う。

▶個人防護具（personal protective equipment；PPE）（図1）

●手袋

　感染性物質（血液、体液、汚染器具など）に触れる際、患者の粘膜や創のある皮膚に触れる際には、手袋を着用する。患者をケアするときは、使い捨てのものを使用し、使い回しはしない。また、手袋を外した後にも手指衛生を行う。

●ガウン・エプロン

　感染性物質に汚染される可能性がある医療処置を行う場合には、防水性のガウンまたはエプロンを着用する。ガウンまたはエプロンを脱いだ後は、手指衛生を行う。

●マスク・ゴーグル・フェイスシールド

　感染性物質の飛沫が生じる可能性がある医療処置を行う場合には、サージカルマスク（耐水性）やゴーグルなどを着用する。空気感染対策にはN95マスクを用いる。

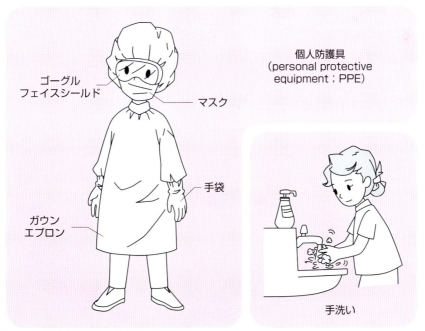

図1　個人防護具の着用と手洗い

▶リネン

　汚染されたリネンは、ヒトや環境を汚染しないよう、防水性の袋に入れ、感染性物質として取り扱う。

▶医療器具や環境

　汚染された医療器具は、ヒトや環境を汚染しないよう注意して取り扱い、再利用する場合は適切な滅菌、消毒を行う。汚染される可能性が高い**高頻度接触面**（手すり、ドアノブなど）は、アルコールなどの消毒薬を用いて清掃を行う。

　小児病棟などで使用される玩具なども定期的に消毒や洗浄をする。

▶注射針など鋭利なもの

　1本の注射器を複数の患者に使用してはいけない。使用後は**リキャップ**を行わず、鋭利器材専用の廃棄容器に処分する。

感染経路別予防策

　標準予防策に付加して感染症や病原体の存在（付着）または、そう疑われる患者に対して、適切に感染経路を遮断することを目的として行われる予防策である。

接触感染予防策

　手や皮膚同士の直接接触または病原体が付着した器具、環境を介した間接接触によって生じる感染経路を遮断する対策である。病院感染の多くは接触感染経路によるもので、感染経路別予防策の中で最も重要とされている。

飛沫感染予防策

　咳、くしゃみ、会話や、エアロゾルが発生する処理の際に生じる飛沫による感染経路を遮断する対策である。飛沫は空気中を浮遊することはなく、1m～1.5m程度の間に落下してしまうことから、感染源との間隔を保つことや、サージカルマスクを着用する。

　飛沫感染の病原体（インフルエンザウイルス、新型コロナウイルス、マイコプラズマなど）による感染症の流行期にはマスクの着用に加え、飛沫で汚染された器具、環境からの**接触感染**にも注意が必要である。

空気感染予防策

　空気感染の原因となる飛沫核（結核菌、麻疹ウイルス、ノロウイルスなど）は、空気中に長く浮遊するため、感染症患者は陰圧に設定されている個室に隔離し、一時間に6回～12回以上の換気を行う。必要に応じて患者はサージカルマスクを、患者をケアする医療従事者は**N95マスク**を使用し、感染経路を遮断する。

咳エチケット（図2）

咳、くしゃみなどの症状があるときは、マスクを着用し、周辺への感染性分泌物の飛散を防ぐ。また、マスクを着用していないときにやむをえず、咳、くしゃみが出てしまうときにはハンカチやティッシュ、衣服などで口と鼻を覆う（飛沫感染経路の遮断）。手で受けてしまった場合は、病原体が付着している可能性が高いので、むやみに周囲（手すりなど）に触れずにただちに手洗いを行う（接触感染経路の遮断）。

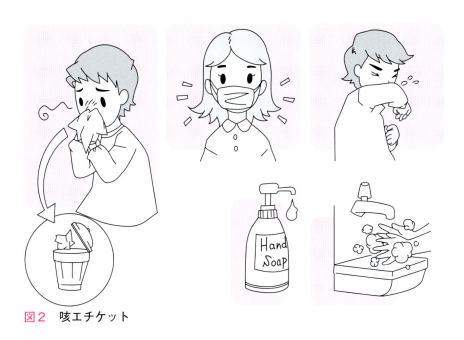

図2　咳エチケット

コラム

N95マスク
N95規格とは米国労働安全衛生研究所が制定した呼吸器防護具の規格
「N」の意味は「Not resistant to oil」耐油性なし
「95」は塩化ナトリウム（空力学的質量径$0.3\mu m$）の捕集効率試験で95％以上

滅菌と消毒

▶▶ 滅菌と消毒

滅菌

　　滅菌とは芽胞を含むすべての微生物を殺滅することで、原則無菌の状態にすることである。医療機器の滅菌などにおいては、滅菌後の医療機器に微生物などが存在する確率を示す指標として「無菌性保証水準（sterility assurance level：SAL）」を用い、10^{-6}以下を達成することで無菌性を保証しているとされている。

　　殺菌は滅菌と同じく菌を殺すことであるが、特定の微生物を対象とする意味合いが強い。

消毒

　　消毒とは日本薬局法による定義では「生存する微生物の数を減らすために用いられる処理法で、必ずしも微生物をすべて滅菌したり除去するものではない」とある。すなわち、ヒトに対して有害な微生物または目的とする対象微生物のみを殺滅することにより、感染の原因となる微生物の数を減らし、感染の危険性をなくすことである。

物理的方法

熱を用いる方法

　　多くの微生物は熱によって**たんぱく変性**を起こし失活する。最も手早い方法は焼却であるが、形がなくなってしまうので廃棄物にしか適さない。

　　医療器具や培地を滅菌する方法として、代表的に2つの方法が利用されている。

▶高圧蒸気滅菌

　　高圧蒸気滅菌装置（オートクレーブ：大型の圧力なべ様の装置）（図1）を用い、**121℃、15分以上**ですべての微生物は滅菌される。この方法は医療器材、培地、実験器具など幅広く用いられる。ただし蒸気で湿ってしまうので、乾燥させ用いるものには不適である。

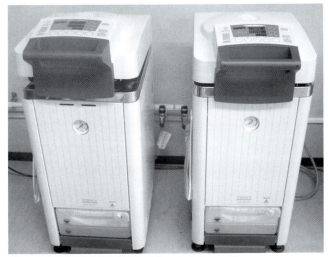
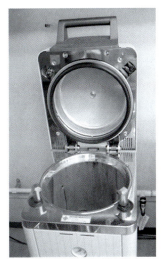

図1　高圧蒸気滅菌装置（オートクレーブ）

▶乾熱滅菌

　　乾熱滅菌装置（ドライオーブン：オーブンレンジ様の装置）（図2）を用い、**180℃で15分以上**（160℃、45分以上）加熱する。耐熱性で乾燥状態で使用するガラス、金属器具などの滅菌に用いる。

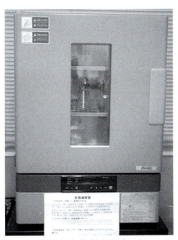
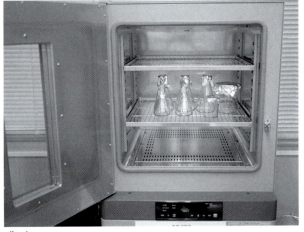

図2　乾熱滅菌装置（ドライオーブン）

その他

その他の物理的方法は光を利用する方法で、**紫外線**（波長260nm～280nm）で微生物のDNAに損傷を与え死滅させる。ただし、陰になる場所にはまったく効果がない。**放射線滅菌法（X線滅菌）** も微生物のDNAに損傷を与え死滅させる方法で、**コバルト60**のX線が用いられている。X線滅菌は透過力が強いので包装した物も滅菌可能である。また、細菌より小さい網目の**フィルター**によって細菌を取り除く**濾過除菌法**がある（図3）。加熱できない試薬などの液体に用いられ、**0.22μm～0.45μm**のフィルターを使用する。

対象物に合わせた適切な滅菌（除菌）法を選択する必要がある（表1）。

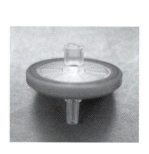
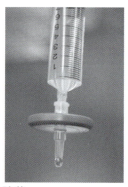

図3 フィルターによる濾過除菌

表1 滅菌（除菌）法と主な用途

方法	用途
高圧蒸気滅菌	ガラス器具、金属類、ガーゼ、リネン、培地、試薬、ゴム　など
乾熱滅菌	ガラス器具、金属類　など
紫外線殺菌	実験台表面、衣服の表面　など
濾過除菌	試薬、液体培地　など

これらの方法以外に、熱を加える方法としては**煮沸消毒法**がある。沸騰させた水の中で**15分～30分**程度加熱するが、消毒なので芽胞は死滅しない。

化学的方法

ガス滅菌

加熱できない器具などに用いる。**エチレンオキサイドガス**やホルマリンガスが用いられるが、エチレンオキサイドガスが一般的である。滅菌対象物を密閉した袋などに入れ、ガスを充填させ、一定時間放置する。しかし最近では、ガスの有害性から環境側面を考慮し、あまり推奨されない。

消毒薬

消毒薬はその種類によって微生物に対する効果は異なり、適したものを用いる必要がある（表2）。また、対象の微生物によっても効果は異なるので、消毒薬の特性を理解し、適切に使用することが極めて重要である。消毒薬の効果は**作用濃度**、**作用時間**、**作用温度**に影響される。さらに、消毒薬によっては医療器具などに障害を与えたり、人体へ害をおよぼすものもあることから、使用目的に適したものを選択し、確実に効果を得られる消毒を行う。いずれの消毒薬も汚れや付着物により効果が**減弱**するため、可能な場合は洗浄後に使用する。

表2 主な消毒薬と適応微生物

水準	消毒薬	一般細菌	MRSA緑膿菌	結核菌	細菌の芽胞	真菌	ウイルス エンベロープ 有	ウイルス エンベロープ 無	HIV	HBV
高	グルタルアルデヒド	○	○	○	○	○	○	○	○	○
高	フタラール	○	○	○	△	○	○	○	○	○
高	過酢酸	○	○	○	○	○	○	○	○	○
中	次亜塩素酸ナトリウム	○	○	△	△	○	○	○	○	○
中	ポビドンヨード	○	○	○	×	○	○	○	○	×
中	消毒用エタノール	○	○	○	×	△	○	△	○	×
中	イソプロパノール	○	○	○	×	△	○	△	○	×
中	フェノール	○	○	○	×	○	△	×	×	×
中	クレゾール	○	○	○	×	○	△	×	×	×
低	塩化ベンザルコニウム（逆性石けん）	○	△	×	×	△	△	×	×	×
低	グルコン酸クロルヘキシジン（ヒビテン）	○	△	×	×	△	△	×	×	×
低	塩酸アルキルジアミノエチルグリシン（両性界面活性剤）	○	△	△	×	△	△	×	×	×

○：有効　△：十分な効果が得られないことがある　×：無効

▶アルデヒド類

現在では**高水準消毒薬**として**グルタラール（グルタルアルデヒド；2％～3.5％）**が広く用いられ、極めて殺菌力が強い。医療器具、特に内視鏡の消毒に利用されているが、有毒なガスを発生することから使用には換気などの管理が必要である。人体に対する毒性が強いので人体には用いることができない。

▶塩素ガスと誘導体

塩素ガスを水に放出すると、強力な酸化作用によって微生物は死滅する。代表的な**中水準消毒薬**として**次亜塩素酸ナトリウム**の0.02％～0.1％溶液が用いられている。殺菌力は強く、細菌（芽胞を含む）、真菌、ウイルス、特にＢ型肝炎ウイルスに効果があり幅広く利用されているが、**金属腐食**や粘膜刺激などの欠点がある。毒性や刺激が若干低い同系統の**ジクロロイソシアヌル酸ナトリウム**も用いられている。また、ウイルスを含む幅広い殺菌作用を持つ塩素の酸化物である**二酸化塩素**が新しく用いられている。ただし、熱や光に不安定であることから保存に適さない。

▶ヨウ素誘導体

ヨウ素とヨウ化カリウムをそれぞれ2％の割合で70％エタノールに溶かした液で、皮膚や粘膜面（特に手術部位）の消毒に用いる。細菌（一部の芽胞を含む）、真菌、ウイルスに強い殺菌力を有するが刺激も強い。これに代わって、ヨウ素と非イオン系界面活性剤を結合させた**ポビドンヨード（イソジン）**が市販され広く使われている。ただし、これらのヨード製剤は有機物などによって失活しやすいので、創部（膿）での効果は弱まるので注意が必要である。

▶アルコール類

消毒薬の代表として多く用いられている。**消毒用アルコール**として**70％～80％エチルアルコール**（エタノール）が一般的で、細菌類には効果があるが、芽胞やＢ型肝炎ウイルス、ノロウイルスには無効である。おもに手指、皮膚、医療器具の消毒に用いられる。

▶フェノール類

排泄物の消毒に3％～5％**フェノール**（石炭酸）水溶液が用いられる。**クレゾール**はフェノールに比べ殺菌力が2倍～3倍強い。石けんを50％加えたクレゾール石けん液の1％～2％水溶液が手指、器具の消毒に用いられる。しかし両者とも臭気が強い。その他、**低水準消毒薬**として**グルコン酸クロルヘキシジン**（ヒビテン）5％、20％溶液が市販され、広く用いられている。手指や器具の消毒に用いられている。速乾性の消毒薬として、消毒用アルコールに0.2％または0.5％のクロルヘキシジンを含む溶液がよく用いられている。しかし近

年、クロルヘキシジンに抵抗する細菌が増えている。

▶界面活性剤

陰性石けん、すなわち日常で用いられている普通の石けんで、消毒効果は少ないが十分に泡立てることによって大多数の微生物を減らすことができる。一方、**陽性石けん（逆性石けん）**が消毒用石けんとして広く用いられている。通常の石けんに比べ明らかに殺菌作用が強い。ただし、普通の石けんと混ぜると殺菌効果が低下するので注意が必要である。

▶酸化剤類

過酢酸や**過酸化水素水**が用いられている。細菌芽胞からウイルスまで幅広い殺菌作用を持つ。過酢酸は0.3%溶液で内視鏡などの消毒に用いられ、消毒薬のなかでも強力な殺菌効果を示す。また、蛋白を凝固させないという利点もあるが、本薬は強力な酸化剤であるため、金属劣化や変色の原因になることがある。3%程度の過酸化水素水は**オキシドール**とよばれる皮膚消毒薬として使用されてきたが、創部での刺激が強く現在ではあまり用いられない。

医療現場での滅菌と消毒

医療現場での滅菌と消毒は、それぞれ目的にあった方法を選ぶ必要がある。**CDCガイドライン**によると、その水準によって滅菌、高水準～低水準消毒に分類され、対象微生物への効果が示されている（表3）。

表3　CDCガイドラインによる消毒水準分類

sterilization（滅菌）	芽胞を含むすべての微生物を殺滅
high-level-disinfection（高水準消毒）	大量の芽胞の場合を除いて、すべての微生物を殺滅
intermediate-disinfection（中水準消毒）	芽胞以外のすべての微生物を殺滅するが、中には殺芽胞性を示すものがある
low-level-disinfection（低水準消毒）	結核菌などの抵抗性を有する菌および消毒薬に抵抗性を有する一部の菌以外の微生物を殺滅

医療器具・器材の滅菌と消毒

医療器具・器材の滅菌と消毒は、何に使ったからどのような滅菌・消毒法を選ぶかではなく、これから何に使うかによって方法が変わってくる。例えば体内の無菌的な部位に使うのであれば、滅菌または高水準消毒薬の長時間処理を行う。正常な皮膚表面に使用するのであれば、低水準消毒法を用いると分類されている。このような清潔要求度による消毒分類を**スポウルディング**（Spaulding）**分類**という（表4）。ただし、一部の微生物は消毒薬に抵抗を示す場合があり、

その場合には特別な対応が必要である。

表4 Spaulding 分類（清潔要求度）

	清潔度		
	クリティカル	セミクリティカル	ノンクリティカル
器材の分類	無菌の組織 または 血管内に使用するもの	正常粘膜に 接触するもの	創のない皮膚に 接触するもの
例	人工臓器 手術用器械 針	軟性内視鏡 咽頭鏡 気管内チューブ	聴診器 テーブルの上面 便器
Spauldingの 処理分類	滅菌または化学滅菌剤 （高水準消毒薬の長時間処理）	高水準消毒薬	低水準消毒薬

また、使用した器具・器材に血液などの体液が付着していた場合、十分な消毒効果が得られないことがあるので、予め、洗浄などの物理的な除去が必要になる。

病室環境などの消毒

感染対策の観点から考えた病室環境に求められる清潔レベルは「**感染が起こらないレベル**」である。すなわち感染が起こりうる場所は一見汚れが目立つ壁や床ではなく、患者や医療スタッフが**高頻度に接触**するドアノブやベッド柵などである。よって、病室の環境全体のむやみな消毒は「無駄な対策」で、消毒薬は少なからず人体にも悪影響をおよぼすので、すべきではない危険な行為である。特に消毒薬の噴霧などは、特殊な事例（疥癬対策など）を除いては行ってはならない。

CDC による環境表面分類とそれぞれの清掃基準

■手の高頻度接触表面
　ドアノブ、ベッド柵、床頭台、テーブルなど
　　・1日1回以上の拭き取り清掃あるいは低レベル消毒
■手の低頻度接触表面
　水平表面（床表面、窓敷居など）
　　・定期的な掃除（1日1回程度）
　　・目に見える明らかな汚染が確認できたときの掃除
　　・患者の退院時の掃除
　垂直表面（壁、ブラインド、カーテンなど）
　　・肉眼的に汚れたときに洗浄する

人体の消毒

手指衛生

病院感染の主な感染経路は、手指を介した接触感染である。よって**手指衛生**は患者への感染を防ぎ、また医療従事者が感染しないために最も基本となる感染対策である。

▶手洗い

石けんと流水による**日常的手洗い**は、目に見える汚れと手についた通過菌を洗い流すことを目的としている。十分に泡立てて手を擦り合わせることで、ほとんどの病原体を除去できる。

医療現場では易感染宿主であることが多い患者に病原体を移し感染を起こさないよう、**衛生的手洗い**による**手指衛生**が必要である。

手指消毒には**速乾性消毒薬**を用いて行う**擦式消毒**の**ラビング法**と、消毒効果のある石けんなどを用いて流水で洗浄する**スクラブ法**がある。病棟などで一作業一手洗いを行う場合は、ラビング法で行うことが一般的である。

また、目に見える汚れがある場合には消毒効果を減弱させるので、予め石けんと流水による手洗いが必要である。

手洗い、手指消毒を行う上で、時計、指輪、ネイル（長い爪）などは汚れやすく菌がたまりやすいので必ず外さなければならない。また、手荒れなども細菌が増殖しやすい環境になるので、保湿剤などによる日常的な管理が大切である。

●ラビング法

速乾性消毒薬を用いる水を使わない手指消毒法である。消毒薬を適量（約3mL）手のひらに取り、乾燥するまでまんべんなくよく擦り込む。擦り込み残しの多い指先、爪、指間、親指の付け根、手首などは特に注意する。成分がアルコールと低水準消毒薬なので、芽胞には効果がなく残存する場合がある。

●スクラブ法

消毒薬と流水で行う手指消毒法である。消毒薬に界面活性剤が含まれているので、液体石けんと同じ要領でよく泡立てて手洗いする。ラビング法と同じく洗い残しが多い部位に注意する。泡立てることによって、芽胞を含む病原体を洗い流すことができる。

注射部位・カテーテル挿入部位の消毒

注射部位は、消毒用アルコールを含んだカット綿などを用いて軽く擦り消毒する。カテーテル挿入部位はポビドンヨードやクロルヘキシジン含有の消毒用アルコール綿などで消毒する。消毒後、皮膚を乾燥させて針を挿入する。

創傷部の消毒

原則消毒薬は使わずに、**滅菌生理食塩水**や**水道水**を利用し洗浄を行う。消毒薬は創部の自然治癒力に悪影響をおよぼし、治癒を遅らせる。

▶▶▶ バイオハザードとバイオセーフティ

バイオハザードとは、病原微生物がヒトや動物に与える危険や障害である。病院内には感染症患者の**血液**、**体液**やそれらが付着した**感染性物質**や**排泄物**を処理したものなどの**感染性廃棄物**が多く排出される。これらの感染性廃棄物はその種類に応じて適切に分別、梱包して処理する必要がある。

血液、体液、排泄物など液体や泥状の廃棄物は、**赤色**の**バイオハザードマーク**がついた容器に、血液や体液が付着したガーゼ、手袋などの固形状の廃棄物は**オレンジ色**のバイオハザードマークがついた容器に、注射針、ガラスなどの鋭利な廃棄物は**黄色**のバイオハザードマークがついた耐貫通性の容器に廃棄する（図4）。

バイオセーフティとは、検査室などで取り扱う病原微生物の危険度分類で、そのレベルによって**バイオセーフティレベル**（BSL）1（低）から4（高）まで分類されている。バイオセーフティレベルによって、施設基準と取り扱える病原体が定められている。病院内に設置されている微生物検査室のほとんどはBSL2に該当する。

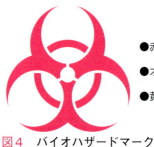

● 赤　　色：液状または泥状のもの（血液・体液など）
● オレンジ色：固形状のもの（血液がついたガーゼ・包帯など）
● 黄　　色：鋭利なもの（注射針・メスなど）

図4　バイオハザードマーク

感染症と法律

感染症法

　感染症法、正式名称「感染症の予防及び感染症の患者に対する医療に関する法律」は、新しい病原体の発見に伴う新しい感染症（**新興感染症**）や、過去からの感染症の再流行（**再興感染症**）および国を越えた人の頻繁な移動による**輸入感染症**の増加など、現代の感染症の実態に合わせて、法律が1998年に制定され、翌年より施行された。感染症における危険性、感染力の強さなどから**一類**から**四類感染症**、**指定感染症**、**新感染症**に分類された。

　2003年には国際社会における重篤な感染症の発症状況や**バイオテロリズム**対策のために見直しが必要となり、「**改正感染症法**」が施行された。「改正感染症法」では、一類から四類に加え**五類感染症**が追加された。同時に一類感染症には重症急性呼吸器症候群（SARS）および痘そうが新たに加わり、四類感染症には高病原性鳥インフルエンザ、ウエストナイル熱、A型・E型肝炎、ボツリヌス症、野兎病など他いくつかの感染症が追加された。

　2007年にはバイオテロリズムの防止や総合的な感染症予防対策などを推進するために、病原体等の所持、管理体制を創設した「感染症法の一部改正」が施行された。また同時に、患者の人権を尊重し、不利益とならないように、それまでの「伝染病予防法」（1897年制定）および個々に分類されていた感染症の法律「結核予防法」、「性病予防法」、「後天性免疫不全症候群に関する法律」などを廃止し、統合され施行された。

　特に病原体等の管理体制については、バイオテロリズム対策や病原性の強い病原体により、**一種**から**四種病原体等**に分類され、そのレベルに応じた所持や運搬、輸入等の禁止や許可、届出の基準等の規制が設けられた。その後、感染症を取り巻く社会的環境に対応して改正が行われ、施行されている。

感染症の類型（図1）

　感染症法で病原体の感染力、感染症状の重さ、社会への影響と危険性から、以下の通りに類型分類し、**届出制度**が定められている。

　一類感染症は、最も危険性が高い感染症で、出血熱やペスト、痘そうなどの感染症が定められているが、日本ではほとんど見られていない感染症である。

　二類感染症は一類に次いで危険性が高い感染症で、結核、ジフテリア、鳥イ

ンフルエンザ（H5N1）、SARS、MERSなどの感染症である。

　三類感染症は、致死率などの危険性はさほど高くないものの、特定の職業への就業によっては集団感染を起こす、コレラ、細菌性赤痢など食中毒に関連する感染症である。

　四類感染症は、動物やその死体、飲食物、ヒトの生活環境から感染し、国民の健康に影響をおよぼす恐れのある感染症である。

　五類感染症は、国が**発生動向調査（感染症サーベイランス）**を行い、その結果を国民や医療機関に公開、提供することにより感染拡大防止を図る感染症で、B型・C型肝炎や性感染症、各種耐性菌感染症などが含まれる。

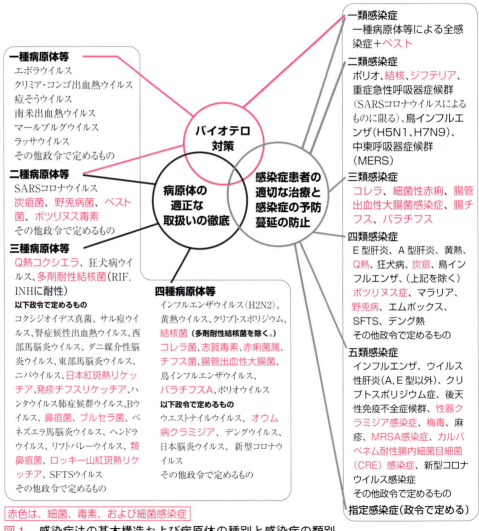

図1　感染症法の基本構造および病原体の種別と感染症の類別

（日本細菌学会：BS委員会資料 April 15、2007〈by 荒川〉より改変）

また、一類から三類および新型インフルエンザ等を除いた既知の感染症で、感染症法に準じた対応の必要性が生じた場合、**指定感染症**と定め、1年間に限って政令で指定することができ、必要に応じ延長される。

さらにヒトからヒトへ感染し、その拡大が国民の健康に重大な影響を与える未知の感染症が出現した場合、**新感染症**として一類感染症に準じた対応ができると定められている。

▶▶ 届出制度と対策

届出制度

「感染症法」では、一類から四類感染症（疑いも含む）と一部の五類感染症の患者や無症候性キャリアを診断または死体を検査した医師は、ただちに最寄りの**保健所**を経由して**都道府県知事**に**届出**が必要であると定められている。

入院措置

一類、二類および新感染症は、重篤な症状と感染拡大防止のため、患者は指定の医療機関への入院がすすめられる。ただし、入院は患者の人権に配慮して手続きを行う必要がある。（一類、新感染症は原則入院とし、二類感染症は必要に応じて。）

一類、二類および新感染症の患者の入院は「**特定感染症指定医療機関**」に限られ、2023年現在、全国で4か所が指定されている。また一類、二類感染症の患者に対応した「**第一種感染症指定医療機関**」が56医療機関、二類感染症の患者に対応した「**第二種感染症指定医療機関**」が各都道府県に1か所以上指定されている。

予防措置

一類から三類感染症に対して感染拡大を防ぐために、必要に応じて病原体によって汚染された場所や疑われる場所の消毒や、一定の職業の**就業制限**を行う。特に一類感染症では、現場への立ち入り禁止や交通の制限（**通行制限**など）をすることができる。

▶▶▶ 学校保健安全法

学校では、教職員を含め学生が集団生活を行うことから感染症の流行の場になりやすい。従って「**学校保健安全法**」では、学校において予防すべき感染症として、第一種から第三種の「**学校感染症（学校において予防すべき感染症）**」を定め、罹患した学生などの**出席停止**と、期間を定め予防対策を行う。

また感染症流行時の**学級閉鎖**、**学校閉鎖**なども定められている。

▶▶▶ 検疫法

日本国内に常在しない感染症の病原体が海外から持ち込まれないように、空港や港で「**検疫**」が行われている。「**検疫法**」は検疫の対象となる「**検疫感染症**」を定め、患者の隔離や予防衛生措置について規定している。現在日本で定められている「**検疫感染症**」は、「**感染症法**」（前述）で定める一類感染症、新型インフルエンザ等感染症および**政令**で定める感染症である（表1）。

表1　検疫感染症

一類感染症	エボラ出血熱、クリミア・コンゴ出血熱、痘そう、南米出血熱、ペスト、マールブルグ病、ラッサ熱
新型インフルエンザ等感染症	新型インフルエンザ等感染症
政令で定める感染症	中東呼吸器症候群（MERS）、鳥インフルエンザ（H5N1、H7N9）、デング熱、マラリア、チクングニア熱、ジカウイルス感染症

微生物と病原体

▶▶▶ 微生物とは

微生物は肉眼的には見ることはできない微小な生物である。ヒトを含む動物の生活環境には多種多様な微生物が関係している。

ヒトには多くの微生物が共存し、生命の維持に有益な働きをしている。微生物の力がなければ私たち人類の暮らしは成り立たない。酵母を使ってパンを膨らませる、お酒をつくる。ヨーグルトやチーズ、漬物（キムチなども）には乳酸菌、納豆には納豆菌、みそやしょうゆにもコウジカビが使われている。また、微生物を利用した発酵食品やプラスチックなどを分解する工業用微生物、水の浄化に利用される微生物、さらには抗生物質を産生する微生物など、ヒトの生活環境で有益な働きをしている。その一方で、ヒトに感染し病気を引き起こす病原微生物も多く存在する。なかには、ひとたび感染・発症すると致死的な影響をおよぼす強病原性の微生物も存在する。

▶▶▶ 微生物の分類

原虫～ウイルス

ヒトに感染し病気を起こす微生物（病原体）は、その性質と大きさから分類することができる。

大きいものから、**寄生虫**、**原虫**、**真菌**（カビ）、**細菌**、**ウイルス**と分類される（図1）。本書では主に感染症の原因微生物である原虫からウイルスの特性について述べる。

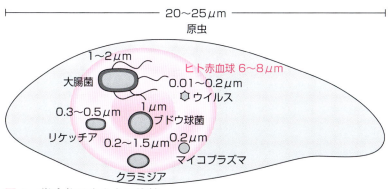

図1　微生物の大きさの比較

微生物と病原体

▶▶▶ 微生物の構造

　細胞によって分類される生物は、その細胞構造の違いによって**真核生物**と**原核生物**に分類される（図2）。

　原虫や**真菌**（カビ）はヒトと同じ真核生物に分類され、細胞の中に核膜で包まれた核構造、ミトコンドリア、小胞体など細胞内小器官が存在する。

　一方、**細菌**は原核生物に分類され、細胞内にはリボソームや染色体は存在するが、真核生物にある細胞内小器官は存在しない。

　さらに、**ウイルス**は細胞構造すら持たないことから、真核生物、原核生物のいずれにも分類されない（表1）。

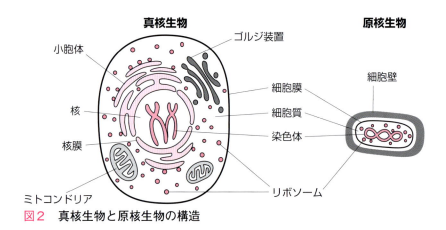

図2　真核生物と原核生物の構造

表1　主な微生物の生物学的性質

		原虫	真菌	一般細菌	ウイルス
細胞	分類	真核生物	真核生物	原核生物	細胞構造がない
	構成	単細胞※	単細胞※	単細胞※	
	細胞壁	なし	あり キチン、マンナン、グルカン	あり ペプチドグリカン	
遺伝物質	核酸	DNAとRNAの両方	DNAとRNAの両方	DNAとRNAの両方	DNAかRNAの一方
	分裂様式	有糸分裂・減数分裂	2分裂	2分裂	粒子の組み立て
代謝系	栄養	独自に栄養をとって増殖	独自に栄養をとって増殖	独自に栄養をとって増殖	生きた細胞の中でのみ増殖可能 （偏性細胞内寄生性）

※ただし糸状様真菌は多細胞

細菌の形態

　細菌の多くは1μm前後の大きさで、**光学顕微鏡**（1,000倍～2,000倍）で細胞の**形**や**配列**などを観察することができる。細菌は大きく**球状**と**棒状**（**桿状**）のふたつに分けられる。球状の細菌を**球菌**、棒状の細菌を**桿菌**とよぶ。球菌にはその分裂様式からブドウ状、連鎖状、双球状に見える。桿菌もさまざまな形が見られ、一般的な桿状、紡錘状、らせん状などがある。ただし、すべての細菌が光学顕微鏡で観察できるわけではなく、マイコプラズマなど小さいものは見ることができない。

細菌の基本構造

　細菌の細胞は基本的に、内側に**細胞質**、それを含む**細胞質膜**がある。その外側には**細胞壁**が覆い、細胞質内や外界からの浸透圧から菌体を保護し、細胞の形を一定に保持している。細胞壁の主な成分は**ペプチドグリカン**という**多糖体**で構成されている。また、その外側に**外膜**を有する細菌がある。この外膜を有する細菌はペプチドグリカン層が薄いのが特徴で、これらの性質を利用した**グラム染色**（後述）によって分類される。さらに一部の細菌には**芽胞**、**鞭毛**、**莢膜**など特殊な構造（付属器官）を有し、細菌の環境における抵抗性や病原性に関与している。

細菌の付属器官（図3）

芽胞

　ある種の細菌は、栄養の不足や乾燥など発育に不利な状態になると、特殊な"殻"のような構造をつくり、増殖を止め休眠状態になることがある。この"殻"が**芽胞**である。芽胞は環境が発育に適した状態になると発芽し、栄養型となり再び分裂、増殖する。この芽胞は熱や化学物質に対して強く、100℃の高温やアルコールにも抵抗することができる。さらに芽胞の状態では代謝が停止することから、半永久的に保存（休眠）されることになる。

鞭毛

　細胞質膜から伸びるたんぱく質粒子が長くつながったもので、いわゆる"足"の役割を果たし、これを有する細菌は**運動性**がある。

莢膜

　細胞壁の外側にある多糖体やポリペプチドからなる粘液層の一種で、これらを有する細菌は、生体における食細胞の**貪食**から身を守る作用がある。

微生物と病原体

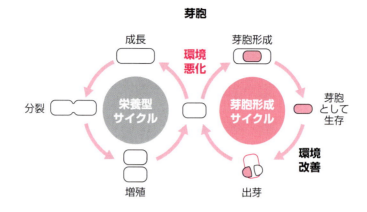

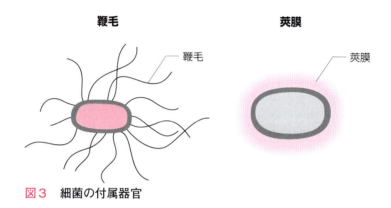

図3 細菌の付属器官

▶▶▶ 常在細菌

常在細菌叢と役割

　ヒトの**口腔内**には口腔連鎖球菌や嫌気性菌などが多く存在し、口腔連鎖球菌の一部には外部から侵入した菌を溶かし、定着できないように働いていることが知られている。

　また、ヒトの**腸内**には500種類以上と多くの**常在菌**が生息し、それらの主な細菌は、**ビフィドバクテリウム（ビフィズス菌）やラクトバチルス（乳酸菌）**、バクテロイデスなどの嫌気性菌で、一般によく知られている大腸菌や腸球菌の100倍～1,000倍以上存在している（表2）。これらの菌種は外部からの病原菌などの**侵入**を防いでいるのに加え、胃などで消化された食物をさらに分解し、**アミノ酸**や**ビタミン**の**合成**などを行い、栄養分として体内に吸収しやすいようにしている。また、女性の腟には**乳酸桿菌（デーデルライン桿菌）**などが主な細菌叢として生息している。これらの細菌による代謝産物としての酸によって、

腔内のpHを低くし、外部から侵入してくる菌の定着や増殖ができないようにしている。

ヒトの**皮膚**表面には非病原性の**表皮ブドウ球菌**が、毛穴や汗腺などには嫌気性菌である**キューティバクテリウム**（アクネ菌）が生息し、他の細菌が定着できないようにしていると考えられている。

このように、ヒトには各部位にそれぞれ特徴的な常在菌が共存し、病原菌などの侵入を防止したり、ヒトに有益な働きをしている。このことから、むやみな消毒や抗菌薬（抗生物質）などによって常在菌を減らしたり、殺したりすることは、ヒトにとってかえって有害なことになってしまう。

表2　ヒトの腸内細菌叢と菌量

菌群		菌量（生菌数）※
総菌数		$10^{11}\sim10^{12}$
Bifidobacterium	（ビフィズス菌）	10^{11}
Lactobacillus（嫌気性含む）	（乳酸菌）	$10^9\sim10^{10}$
Bacteroidaceae	（バクテロイデス）	$10^9\sim10^{10}$
Peptococcaceae	（ペプトコッカス）	$10^9\sim10^{10}$
Clostridium	（クロストリジウム）	$10^8\sim10^9$
Enterobacteriaceae	（大腸菌群）	$10^8\sim10^9$
Enterococcus	（腸球菌）	$10^8\sim10^9$
Streptococcus	（連鎖球菌）	$10^7\sim10^8$
Staphylococcus	（ブドウ球菌）	$10^5\sim10^6$
Candida	（カンジダ）	$10^3\sim10^4$

※健常成人糞便1gあたりのおよそ（個人差あり）

微生物と感染症

▶▶▶ 細菌と感染症

グラム陽性球菌

ブドウ球菌（*Staphylococcus*）

ブドウ球菌はヒトや動物の皮膚、鼻腔、咽頭、腸管などに常在している。

臨床において最も重要な菌種は**黄色ブドウ球菌**（*Staphylococcus aureus*）で、軽症から重篤な感染症を引き起こす**日和見感染症**の原因菌である。

黄色ブドウ球菌による主な感染症を以下に示す。

化膿症：

皮膚の傷口などに感染し化膿する。深部では中耳炎、肺炎、膿瘍、敗（菌）血症などを起こす。

毒素型食中毒：

食品中で増殖し、産生された**耐熱性**の**エンテロトキシン**を経口摂取することによって発症する。感染型と異なり、摂取後比較的早く、嘔吐、下痢などが起こる。耐熱性であるため、加熱調理した食品によっても起こる。

毒素型ショック症候群：

菌の増殖に伴い産生された**TSST-1**（toxic shock syndrome toxin-1）によってショックを起こす。改良前のタンポン使用者に見られた。

ブドウ球菌性熱傷様皮膚症候群：

小児、特に乳幼児期に発症し、**新生児剥脱性皮膚炎**ともよばれる。黄色ブドウ球菌の一部の菌株が産生する**表皮剥脱毒素**によるものである。いわゆる伝染性の**膿痂疹**の原因である。

黄色ブドウ球菌の耐性菌として**メチシリン耐性黄色ブドウ球菌**（Methicillin-resistant *Staphylococcus aureus*；MRSA）が知られている。多くの種類の抗菌薬に耐性を示す多剤耐性菌で、医療器具や環境内に付着して長く生存することから、病院感染対策上重要な菌である。MRSA感染症に対する抗菌薬としてバンコマイシン（vancomycin）、テイコプラニン（teicoplanin）、アルベカシン（arbekacin）、リネゾリド（linezolid）、ダプトマイシン（daptomycin）、テジゾリド（tedizolid）などが用いられているが、一部薬剤に抵抗を示すMRSAが出現している。

▶HA-MRSA と CA-MRSA（図1）

　MRSA は日和見感染菌として病院内でのみ感染（Hospital-acquired）が生じるものと考えられてきたが、近年ではスポーツ選手などの健康なヒトにも感染を引き起こす新しいタイプの MRSA が出現し、**市中型（Community-acquired）MRSA（CA-MRSA）**とよばれている。CA-MRSA は**病院型 MRSA（HA-MRSA）**と同じ耐性遺伝子（*mecA*）を持つものの、HA-MRSA に比べ抗菌薬耐性度は低く、病原性は高いと考えられている。この市中型 MRSA の中には、皮膚や肺組織を破壊する**パントン・バレンタイン型ロイコシジン（Panton-Valentine leukocidin；PVL）**とよばれる強力な毒素の一種を産生する。英国や米国では、これらの市中型 MRSA による感染で命を落とした子供たちもいる。近年では CA-MRSA は市中感染症としてだけではなく病院感染の原因菌としても拡大している。

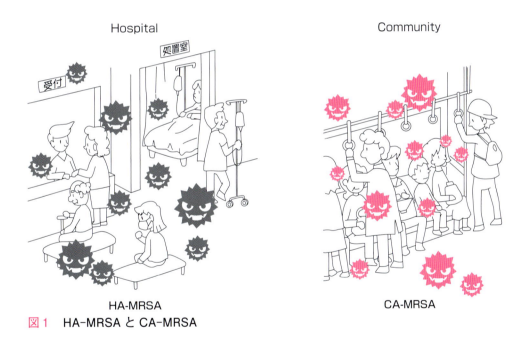

図1　HA-MRSA と CA-MRSA

　その他のブドウ球菌としては、**表皮ブドウ球菌**（*Staphylococcus epidermidis*）などヒトの**皮膚常在菌**で、病原性は弱く、血流感染の**汚染菌**として検出されることが多い。

連鎖球菌（*Streptococcus*）

▶A 群溶血連鎖球菌（Group A *Streptococcus*）

　化膿連鎖球菌ともよばれ、化膿性疾患を引き起こす。おもに皮膚化膿症やまれに全身性の感染症を起こす。発赤毒素を有し、**猩紅熱**の原因菌でもある。赤血球、白血球、血小板を溶血する毒素で **Streptolysin O** と **S** の2種類があり、ほとんどの株が両方を産生する。咽頭炎や扁桃炎が原発巣となって**リウマチ熱**や**糸球体腎炎**を引き起こすこともある。再興感染症である**劇症型 A 群溶血連鎖球菌感染症**の原因菌とされているが、その発症機序はいまだ明らかではない。

▶B 群溶血連鎖球菌（Group B *Streptococcus*）

　成人の腟、外陰部や腸内に常在する。出産時に**産道**で新生児が感染し、髄膜炎や敗血症など致死率の高い重篤な感染症を引き起こし、後遺症が残ることがある。**妊婦健診**で**妊娠後期**（35週～37週）に本菌が検出された場合、新生児への感染を防ぐために、ペニシリン系抗菌薬のアンピシリン（ampicillin）などの抗菌薬の点滴投与が予防的に行われる。

▶肺炎球菌（*Streptococcus pneumoniae*）

　ヒトの口腔内に常在する菌であるが、肺炎の主要な原因菌である。中耳炎、副鼻腔炎の原因菌でもあり、ときに重症な髄膜炎や敗血症を引き起こす。肺炎球菌には**莢膜**というゼリーのような膜を持つ菌があり、生体の白血球（好中球）や貪食細胞（マクロファージ）から逃れやすい性質を持っている。このため莢膜を持つ菌は病原性が高い。日本では**ペニシリン**に**耐性**を示す**肺炎球菌**（Penicillin-resistant *S. pneumoniae*：PRSP）が多く、抗菌薬による治療に抵抗を示し問題となっている。ペニシリンに耐性になるとβ-ラクタム系抗菌薬は一部を除き効かなくなり、治療薬の選択幅が狭くなる。悪いことに日本の肺炎球菌のうちPRSPの割合は約3割以上と高く、予備耐性群（**ペニシリン中等度耐性**：Penicillin-intermediately resistant *S. pneumoniae*：PISP）を含めると、およそ**5割～7割**が**耐性菌**であるといわれている。

　小さな子供は保育園や幼稚園で集団生活を営んでいることが多く、このコミュニティを介してPRSPをやり取りしていることが推測されている。このように小さな子供の間でうつったPRSPが家庭に持ち込まれ、祖父母にうつして、そのPRSPから肺炎を引き起こすこともまれではない。

▶緑色連鎖球菌（Viridans *Streptococcus* group）

　おもな**口腔内常在菌**で、一部の菌種は他の菌を溶かす酸素を産生することにより、外部からの侵入を防いでいると考えられている。その一方で、ときに**感染性心内膜炎**を引き起こす。

腸球菌（Enterococcus）

ヒトや動物の腸管に常在する連鎖状球菌で、以前は連鎖球菌属に分類されていた。通常、病原性は低く、ときに尿路感染症、胆道感染症、重症になると心内膜炎、敗血症、化膿性髄膜炎を引き起こす。

熱や消毒薬に抵抗することがあり、接触感染によって伝播することから、**病院感染**の原因菌である。特にグラム陽性球菌に対する特効薬とされていた**バンコマイシン**に**耐性**を示す腸球菌(Vancomycin resistant Enterococcus；**VRE**)が検出され、病院や医療関連感染対策上、重要な菌群である。

腸球菌は本来、乳酸菌の一種と考えられヒトの腸内に共存し有益な働きをする菌であり、バンコマイシン耐性の腸球菌がヒトに侵入、定着しても気づくことはない。しかし、ひとたび免疫力が低下した患者に抗菌薬が投与されると、選択的にバンコマイシン耐性の腸球菌が増え、血液などに入り込んで、全身性の重篤な感染症を引き起こす。

VREは遺伝子タイプによって主に3つ（A、B、C）のクラスに分けられている（表1）。この3つのうち、**クラスA**と**B**に分類されるVREは**耐性遺伝子**が書き込まれた**プラスミド**を感受性の腸球菌に与えることでVREに変化させ、効率よくVREを生み出すことができる。さらにクラスAのVREは、VREの治療薬として用いられているテイコプラニンという抗菌薬にも耐性であることから、VREの中でも特に注意が必要な耐性菌である。

表1　バンコマイシン耐性腸球菌のクラス分類

VRE	バンコマイシン	テイコプラニン	耐性遺伝子
クラスA	耐性	耐性	プラスミド
クラスB	耐性	感性	プラスミドまたは染色体
クラスC	感性または耐性	感性	染色体

グラム陰性球菌

ナイセリア（Neisseria）

ナイセリアでヒトに病原性を示す菌種は、**淋菌**（Neisseria gonorrhoeae）と**髄膜炎菌**（Neisseria meningitidis）である。淋菌は**性（行為）感染症**（Sexually transmitted infection；STI）の病原菌で、**淋菌性尿道炎や子宮頸管炎**などを引き起こす。女性では感染症状が乏しく、治療せずに放置すると卵巣、卵管などの子宮付属器に感染し、不妊の原因となる。出産時の産道感染により、重篤な**新生児結膜炎**を起こすことがある。

近年、日本において咽頭を介した感染経路が明らかとなり、経腟的な性交渉によらない淋菌感染症が増加している。また、刑務所や特殊な社交場においてMSM（Men who have sex with men；**男性同性愛者**）間での性行為により**肛門周囲膿瘍**を引き起こす場合がある。日本における淋菌は**染色体性**の**ペニシリン耐性**や**フルオロキノロン系抗菌薬**に**耐性**を示す場合が多く、特に後者は**70%～80%以上**と世界でも突出している。**髄膜炎菌**は、流行性髄膜炎の原因菌であるが、近年日本ではまれな感染症で、乳幼児の保育所や学生の合宿所などで、限局的な流行が起こることがある。また、淋菌性尿道炎と同じ、髄膜炎菌による尿道炎が増加している。

モラクセラ（*Moraxella*）

モラクセラ カタラーリス（*Moraxella catarrhalis*）はヒトの鼻腔、咽頭に常在する菌である。**呼吸器感染症**の原因菌で肺炎、中耳炎、副鼻腔炎、結膜炎などを引き起こす。肺炎球菌やインフルエンザ菌と**混合感染**を起こすことが多い。

グラム陰性桿菌

グラム陰性桿菌は、酸素がない条件（嫌気性）でブドウ糖を分解（利用）できる（発酵）腸内細菌などと、ブドウ糖を分解するのに酸素を必要（好気性）とする緑膿菌などに大きく分類される。

腸内細菌目細菌（Enterobacterales）

ヒトの腸内に生息する細菌で、常在菌と食中毒を引き起こす病原菌が含まれる。

▶大腸菌（*Escherichia coli*）

ヒトおよび動物の腸管内に常在する代表的な菌種である。膀胱炎などの尿路感染症の原因菌で、重篤な基礎疾患を有する患者から**血流感染症**の原因菌として高頻度に検出される。大腸菌の中には腸管感染症を引き起こす、いわゆる**下痢原性大腸菌**（**病原性大腸菌**）が含まれる。その病原性と菌体抗原とは密接な関係がある。菌体抗原は耐熱性の**O抗原**（菌体）と易熱性の**H抗原**（鞭毛）に分けられる。その代表は大腸菌**O157：H7**、腸管出血性大腸菌である。腸管出血性大腸菌は、**ベロ毒素**を産生するのが特徴である。ベロ毒素産生菌は、大腸菌血清型の**O157：H7**で多く、**O26**、**O111**などの型も産生する。特に小児や高齢者では、本毒素により、**溶血性尿毒症症候群**（hemolytic uremic syndrome；**HUS**）を引き起こし死に至ることがある。現在、下痢原性大腸菌（病原性大腸菌）は、**毒素原性大腸菌**（Enterotoxigenic *Escherichia coli*：ETEC）、**腸管出血性大腸菌**（Enterohemorrhagic *Escherichia* *coli*；EHEC)、腸管病原性大腸菌（Enteropathogenic *Escherichia coli*；EPEC)、腸管組織侵入性大腸菌（Enteroinvasive *Escherichia coli*；EIEC)の4つに大別されている。EHECによる感染症は、無症状病原菌保菌者も含め**三類感染症**に分類される。

近年、**基質特異性拡張型***β***-ラクタマーゼ**（Extended-spectrum β-lactamase；ESBL）を産生する腸内細菌が増加し、問題となっている。2000年くらいまではESBL産生菌の割合は数％程度と極めて低い状況だったが、2023年では大腸菌でも**30%**前後と明らかな増加傾向にある。

▶赤痢菌属（*Shigella* 属）

Shigella 属は抗原構造によってA群（志賀赤痢菌、*Shigella dysenteriae*)、B群（*Shigella flexneri*)、C群（*Shigella boydii*)、D群（*Shigella sonnei*)に分類され、日本ではD群に次いでB群が多く分離される。しかしその頻度は極めて低く、主に**東南アジア旅行者**（輸入感染症）から検出される。これらの菌種による感染症はEHEC感染と同様に**三類感染症**に分類される。

▶サルモネラ属（*Salmonella* 属）

チフス菌（*Salmonella* Typhi[※]）感染症の**腸チフス**は1～2週間の潜伏期間を経て、40℃前後の高熱を発症する。高熱が続き（**稽留熱**)、脈拍数が増えず、白血球が減少するのも特徴的である。その後、便や尿から菌が検出されるようになるが、重い合併症などで死亡することもある。

腸チフスやパラチフスの回復後も菌が胆嚢や腎臓に残り、長期にわたり排菌される場合があるので、細菌検査で陰性化するまでは注意が必要である。

※：*Salmonella* Typhi の正式菌名は *Salmonella enterica* subspecies *enterica* serovar Typhi という。

▶エルシニア属（*Yersinia* 属）

ヒトに病原性を示す菌種として *Yersinia pestis*（ペスト菌)、*Yersinia enterocolitica*、*Yersinia pseudotuberculosis* がある。

●ペスト菌（*Yersinia pestis*）

ペストの原因菌で、本来ネズミなどのげっ歯類に寄生し、ノミなどを介してヒトに感染する。バイオテロリズムに関連する重要な病原性微生物であり、感染症法の**二種病原体等**に分類される。

ペストは過去に世界的大流行があり、数千万人単位の死亡者が出て、皮下出血やチアノーゼにより皮膚が黒色になることから「**黒死病**」ともよばれていた。日本では明治時代に輸入され流行が見られたが、撲滅に成功し現在は発生していない。ペストはその致死率の高さと病原性から、感染症法の**一類感染症**に分

類されている。

●エンテロコリチカ（Yersinia enterocolitica）

腸管感染症（下痢症）の原因菌である。**低温（4℃）**でも緩やかに**発育**することから、本菌による食品の汚染から起こる食中毒に注意が必要である。

●仮性結核菌（Yersinia pseudotuberculosis）

動物の**仮性結核症**の原因菌であるが、ヒトへの感染も知られている。リンパ節炎、下痢症、敗血症とさまざまである。

いずれの菌種も多くの抗菌薬に感受性を示すが、Yersinia enterocolitica は**β-ラクタマーゼ**を産生するのでペニシリン系抗菌薬や開発初期のセフェム系抗菌薬に耐性である。

▶クレブシエラ属（Klebsiella 属）

肺炎桿菌（**Klebsiella pneumoniae**）、**Klebsiella oxytoca** が臨床検体からの分離頻度が高い。寒天培地上でムコイド（水滴様）集落を形成する。Klebsiella pneumoniae は肺炎などの呼吸器感染症や尿路感染症から主に検出され、Klebsiella oxytoca は**ペニシリン系抗菌薬**使用中に起こる**出血性大腸炎**の原因菌である。両者ともペニシリナーゼ産生菌がほとんどである。

米国でカルバペネム系抗菌薬を分解するβ-ラクタマーゼを産生する**KPC**（Klebsiella pneumoniae Carbapenemase）が発見され、日本にも**輸入耐性菌**として見つかっている。

その他の腸内細菌

セラチア マルセッセンス（**Serratia marcescens**）は抗菌薬や消毒薬に抵抗性が強く、病院感染に関連する主要な菌種である。カテーテル挿入例から検出されることが多く、血流感染を引き起こす。**メタロ-β-ラクタマーゼ（MBL）**を産生する株があり、本酵素は**カルバペネム系抗菌薬**や**第三世代**以降の**セフェム系抗菌薬**を**分解**することから注意すべき耐性菌である。

プロテウス群（**Proteus 属**、**Providencia 属**、**Morganella 属**）は尿路感染症の原因菌で、重症化すると血流感染を引き起こす。多くはβ-ラクタマーゼを産生し、β-ラクタム系抗菌薬に耐性を示す。特に日本における**プロテウス ミラビリス**（**Proteus mirabilis**）は **ESBL 産生菌**が急激に増加している。

エンテロバクター（**Enterobacter**）や**サイトロバクター**（**Citrobacter**）など、これらの菌種は各種抗菌薬に耐性を示すことが多く、日和見感染症の原因菌として病院感染（院内感染）に重要な菌種である。

ビブリオ科（Vibrionaceae）と関連菌群

▶ビブリオ属（*Vibrio* 属）

　海水や淡水に分布し、ビブリオに汚染された魚介類やカニ、エビなどを食することによって**感染型食中毒**を起こす菌が多い。なかには３％〜５％の**好塩菌**が含まれ、発育に塩化ナトリウム（NaCl）を必要とするものもある。

●コレラ菌（*Vibrio cholerae*）

　コレラ菌は**アジア型**と**エルトール型**の２種類の生物型に、血清学的にはＯ抗原によって分類され、Ｏ１抗原を持つものがコレラ菌、それ以外を非Ｏ１（non-Ｏ１）**NAGビブリオ**とよびコレラ菌と区別される。Non-Ｏ１コレラ菌のうち血清型O139はコレラ菌と同様に強い病原性を有し、**ベンガル型コレラ**とよばれ、大流行を起こした新型の菌種である。**血清型Ｏ１とO139によるコレラ**は感染症法で**三類感染症**に分類されている。

　コレラ菌が産生するコレラ毒素は大量の水分と電解質を腸管内へ排出させ激しい下痢となり、重症な例ではその量は一日に10L以上にもなる。従って患者は著しい脱水症状、電解質異常、循環障害を起こすため、輸液や経口補水が必要である。コレラ症の下痢便は特徴的で、急激に増殖したコレラ菌による白色水（**米のとぎ汁**）様となる。

●腸炎ビブリオ（*Vibrio parahaemolyticus*）

　感染性腸炎の原因菌で**好塩性**（**３％〜５％食塩**）のため海水に含まれる本菌が魚介類を汚染し、それを経口摂取することによって感染、発症する。

●ビブリオ バルニフィカス（*Vibrio vulnificus*）

　海水、海産性の魚介類に分布している。本菌は経口摂取からの一次敗血症と創感染によって重篤な全身感染を引き起こす。特に肝疾患を有するヒトが本菌に感染すると毒素により筋肉が壊死し、数時間から数日で死亡する**劇症型**の**壊死性筋膜炎**を起こすことがある。

●その他のビブリオ

　ビブリオ フルビアリス（*Vibrio fluvialis*）、ビブリオ ミミカス（*Vibrio mimicus*）は海水に存在し、下痢症を引き起こす。ビブリオ アルギノリティカス（*Vibrio alginolyticus*）も海水に分布しているが腸炎を起こすことは少なく、**耳炎**や創感染を起こすことが知られている。

▶アエロモナス属（*Aeromonas* 属）

　アエロモナス ハイドロフィラ（*Aeromonas hydrophila*）は淡水に存在する菌で、淡水魚、爬虫類の病原菌である。ヒトには**感染型食中毒**として下痢症を引き起こす。

▶パスツレラ属（*Pasteurella* 属）

パスツレラ属の多くの菌種が哺乳類や鳥類の口腔、気道に分布する。

パスツレラ ムルトシダ（*Pasteurella multocida*）はヒトや動物の**パスツレラ症**の原因菌で、主に**イヌ、ネコ**からの**かみつきやひっかき傷**による創傷感染が多く、呼吸器感染やまれに敗血症などを引き起こす。

▶ヘモフィルス属（*Haemophilus* 属）

ヘモフィルス属のほとんどはヒトや動物の上気道の常在菌である。

●ヘモフィルス インフルエンザ（*Haemophilus influenzae*）

おもに 5 歳以下の小児に**化膿性髄膜炎**を起こし、そのほとんどが**血清型 b** の菌である。多くは中耳炎や上気道炎から続発する。その他の血清型や型別不能（non-type；NT）株は慢性気道感染症や耳鼻感染症の原因菌である。重症例では敗血症、肺炎を引き起こすこともある。

日本では2007年に b 型菌に対する **Hib（ヒブ）ワクチン**が認可され、2013年 4 月から予防接種法に基づく定期予防接種となり効果をあげている。日本では比較的抗菌薬に感受性を示す菌が多いが、**β-ラクタマーゼを産生しないアンピシリンに耐性の菌**（*β*-lactamase-negative, ampicillin-resistant；BLNAR）が多い。

●ヘモフィルス デュクレイ（*Haemophilus ducreyi*）

性感染症のひとつ、**軟性下疳**の原因菌であるが、日本での報告例は極めて少ない。

その他のグラム陰性通性嫌気性桿菌

分類学的に科が確定していない属がいくつかある。代表的菌種について簡単に述べる。

ガードネレラ バジナーリス（*Gardnerella vaginalis*）は**細菌性腟症**の原因菌、**エイケネラ コローデンス**（*Eikenella corrodens*）はヒトの口腔や上気道粘膜に常在し、関節炎、膿胸、心内膜炎、肺炎などを引き起こすことがある。

グラム陰性微好気性桿菌

▶カンピロバクター属（*Campylobacter* 属）

グラム陰性の**らせん状**桿菌で、酸素が 5 %～15% の**微好気条件下**で発育する。

●カンピロバクター ジェジュニー / コリ（*Campylobacter jejuni/coli*）

両菌種ともウシ、ブタ、ニワトリなど家禽、家畜の腸管に生息し、それらの糞によって汚染された飲食物による**経口感染**によって**胃腸炎**や感染型食中毒を起こす。日本では加熱不十分な鳥肉や、**まな板**の**二次汚染**が原因で感染することが多い。

●カンピロバクター フィータス（*Campylobacter fetus*）

家畜の**流産**の原因菌として知られ、ヒトにも感染する。免疫が不完全な新生児などに、髄膜炎、敗血症、心内膜炎、関節炎などを引き起こす。ナリジクス酸にも抵抗性を示すのが特徴である。

▶ヘリコバクター属（*Helicobacter* 属）

●ヘリコバクター ピロリ（*Helicobacter pylori*）

1983年に新たに発見された菌種で、**胃炎、胃潰瘍、十二指腸潰瘍**の原因菌とされている。本菌が原因とされている**胃癌**との関連性も指摘され、抗菌薬と胃酸分泌抑制剤（プロトンポンプ・インヒビター）による除菌がすすめられている。

衛生環境の悪い発展途上国での感染率が高く、先進国の中では日本が高いのが特徴的である。年齢層では中高齢者に感染率が高い。

グラム陰性好気性桿菌（シュードモナス科など）

水系（下水、河川）や土壌などの自然界やヒト、動物の腸管などに広く分布する。通常健常人には病気を起こすことはないが、一部の菌種は抗菌薬や消毒薬への抵抗性が高く、日和見感染、医療関連感染において重要である。腸内細菌とは異なりブドウ糖を発酵することができないので、**ブドウ糖非発酵菌**とよばれる。

▶シュードモナス属（*Pseudomonas* 属）

シュードモナス属は水、土壌など自然界に広く分布する。水とわずかな栄養で発育できる。

●緑膿菌（*Pseudomonas aeruginosa*）

ピオシアニンなどの**緑色**の**色素**を産生する菌が多く、感染部位に緑色の膿が生じることから**緑膿菌**と名づけられた。**日和見感染症**の代表的な菌種で、呼吸器感染症、尿路感染症、耳鼻感染症、さらには敗血症を引き起こし、その致死率は高い。各種消毒薬にも抵抗性を示すことから、**医療関連感染**対策上重要な菌種である。

抗緑膿菌活性がある抗菌薬しか効果がなく、それ以外多くの抗菌薬に耐性である。しかし、抗緑膿菌活性を有するカルバペネム系抗菌薬を分解する酵素である**メタロ-β-ラクタマーゼ**を産生する菌が認められている。カルバペネム系抗菌薬の**イミペネム**（imipenem）に加え、本来効果がある**アミカシン**（amikacin）、**シプロフロキサシン**（ciprofloxacin）の3種類の抗緑膿菌薬すべてに耐性を示す緑膿菌を**多剤耐性緑膿菌**と定義づけられている。多剤耐性緑膿菌感染症は感染症法で**五類感染症定点把握疾患**と定められている。

院内の水回りや排泄物処理場の周辺に付着していることが多く、緑膿菌の高

汚染場所として特に注意が必要である。

▶バークホルデリア属（*Burkholderia* 属）

●バークホルデリア セパシア（*Burkholderia cepacia*）

　自然界に広く分布し、**植物**の病原菌として知られている。日和見感染症の原因菌である。喀痰や尿から分離されることが多く、ときに血流感染を引き起こす。各種抗菌薬や消毒薬の**グルコン酸クロルヘキシジン**に**抵抗性**を示すことから、**病院感染**対策上重要な菌種である。

●その他のバークホルデリア

　バークホルデリア シュードマレイ（*Burkholderia pseudomallei*）は東南アジアの水、土壌などに分布し、ときにヒトに感染し**類鼻疽**（**メリオイドーシス**）を起こす。バークホルデリア マレイ（*Burkholderia mallei*）は**鼻疽**の原因菌で日本ではほとんど見られない。これら2菌種は、病原性が高いことから、感染症法で**三種病原体等**に分類される。

▶ステノトロホモナス属（*Stenotrophomonas* 属）

●ステノトロホモナス マルトフィリア（*Stenotrophomonas maltophilia*）

　日和見感染症の原因菌である。**メタロ-β-ラクタマーゼ**を産生し、各種抗菌薬に抵抗性を示すことから、**病院感染**対策上重要な菌種である。

▶アシネトバクター属（*Acinetobacter* 属）

　アシネトバクター属菌は自然界に広く分布し、土、砂上や**排水**などの環境中にもその存在が認められている。アシネトバクターのうち、ヒトに感染症を起こしやすい菌種が *Acinetobacter baumannii* である。本来 *A. baumannii* は気候が温暖な熱帯地域において市中感染を引き起こすことが知られていた。

　多剤耐性アシネトバクター（Multidrug-resistant *Acinetobacter*；**MDRA**）は多剤耐性緑膿菌と同様カルバペネム系抗菌薬、キノロン系抗菌薬、アミノ配糖体系抗菌薬のいずれに対しても耐性を示すアシネトバクターで、多剤耐性緑膿菌と同じ耐性機構を有する。2000年代多剤耐性 *A. baumannii* が全米の医療施設に急速に拡散した。この背景には、2002年頃からアフガニスタンやイラク戦争に従軍した負傷兵で、本耐性菌による血流感染症や創部感染症が多発し、その帰還兵が全米にもたらしたものと推測されている。すなわち、戦争の副産物によって生じた多剤耐性菌ともいわれている。

　日本で本菌が問題視されたのは、2010年に起こった都内の大学病院における大規模な**アウトブレイク**が大きな契機である。これにより、本耐性菌による感染症も感染症法の**五類感染症定点把握疾患**に定められた。

▶レジオネラ属（*Legionella* 属）

　1976年7月フィラデルフィアのホテルで開かれた**米国在郷軍人**の集会で原因不明の集団肺炎が発生し、多くの死者を出した。この原因菌として**レジオネラ**が明らかになった。

●**レジオネラ ニューモフィラ**（*Legionella pneumophila*）

　クーリングタワーの**貯水槽**などに生息し、本菌が含まれる**エアロゾル**を吸い込むことによって感染する。病院内での汚染された**給水設備**や**浴水**などが感染源になることから、本菌による**病院感染**に注意が必要である。

　比較的熱に強く、**50℃～60℃**でも生存することから、**循環式浴水**などを介して感染することがある。おもな症状は**肺炎**であるが、肺炎を伴わず発熱、頭痛、筋肉痛など、風邪症状を呈する**ポンティアック熱**を起こすこともある。**細胞内寄生性**であるため細胞内移行性の悪いβ-ラクタム系抗菌薬は無効である。

その他のグラム陰性好気性桿菌

▶ボルデテラ属（*Bordetella* 属）

　ヒトの感染症原因菌として、**百日咳菌**（*Bordetella pertussis*）、**パラ百日咳菌**（*Bordetella parapertussis*）、**気管支敗血症菌**（*Bordetella bronchiseptica*）があげられる。百日咳は特有の**痙攣発作咳（痙咳発作）**を起こし、生後6か月以下の乳児では死に至ることもある。日本において若年層から成人による散発的なアウトブレイクが見られ、ワクチンの未接種や効果の減弱が要因と考えられている。

▶ブルセラ属（*Brucella* 属）

　ブルセラ症は**人畜（獣）共通感染症**である。**ブルセラ菌**に感染した動物との接触やその生乳やチーズなどの経口摂取により感染する。

▶フランシセラ属（*Francisella* 属）

　野兎病菌（*Francisella tularensis*）はウサギ、リスなどに感染する**人畜（獣）共通感染症**で、**野兎病**の原因菌である。感染動物との接触やダニにかまれて感染する場合もある。

▶バルトネラ属（*Bartonella* 属）

　バルトネラ（*Bartonella henselae*）は**ネコひっかき病**の病原体で、ネコノミによって媒介される。ネコが**不顕性**に感染していることが多い。ネコにひっかかれた傷が約1～2週間後に赤く腫れる。感染部位に近いリンパ節に腫脹を伴うこともある。

▶コクシエラ属（*Coxiella* 属）

　コクシエラ（*Coxiella burnetii*）は**人畜（獣）共通感染症**である**Q熱**の原

因菌である。家畜やペットなどの動物の体内に生息し、糞などから感染する。感染力が強く、少ない菌量を吸い込んでも感染することがある。2週間から4週間の潜伏期間を経て、比較的高い発熱、悪寒、頭痛、咽頭痛、筋肉痛などインフルエンザのような症状が1～2週間続く。

グラム陽性桿菌

グラム陽性桿菌には芽胞を持つ菌（**有芽胞菌**）と持たない菌（**無芽胞菌**）に分類される。

有芽胞菌

▶バチルス属（*Bacillus* 属）

●炭疽菌（*Bacillus anthracis*）

炭疽の原因菌である。ウシ、ウマ、ヤギなどの家畜の病原菌で、**人畜（獣）共通感染症**の原因菌である。病原性が強く致死率が高いことから**生物兵器**として使われるため、取り扱いには注意が必要である。感染症法で**二種病原体等**に分類される。ペニシリンGなど多くの抗菌薬に感受性を示す。

●セレウス菌（*Bacillus cereus*）

土壌、塵、埃などの自然界に広く分布し、病原性は低いがまれに**食中毒**を起こす。芽胞を有するので、**熱（100℃）、アルコール**に**抵抗性**を示す。本菌に汚染された**清拭タオル**での**病院感染**が繰り返し起こっている。おしぼりの繰り返し使用による異臭も本菌によるものである。ペニシリナーゼを産生し、β-ラクタム系抗菌薬に抵抗性を示す。エリスロマイシン（erythromycin）、クロラムフェニコール（chloramphenicol）などに感受性を示す。

無芽胞菌

▶リステリア属（*Listeria* 属）

●リステリア モノサイトゲネス（*Listeria monocytogenes*）

ヒトおよび動物の**リステリア症**の原因菌で**人畜（獣）共通感染症**の原因菌である。自然界（土壌、水など）や食品（野菜、生乳、チーズなど）にも広く分布し、**4℃**でも**発育**することから、冷蔵保存の食品中で本菌が増殖し、加熱不十分な場合、それらの食品の摂取により感染が生じる。ヒトへの全身感染は比較的重症で、髄膜炎、敗血症を起こす。また、妊婦からの**垂直感染**を起こし、**死産、流産**の原因ともなる。アンピシリンなど多くの抗菌薬に感受性がある。

▶コリネバクテリウム属（*Corynebacterium* 属）

●ジフテリア菌（*Corynebacterium diphtheriae*）

ジフテリア症の原因菌で、短い桿菌である。**異染小体（ナイセル小体）**を持

つのが特徴で、**ナイセル染色**にて黒褐色に染まる。ジフテリア菌は易熱性の**外毒素**を産生する。扁桃、咽喉頭に**偽膜**を形成し、感染局所で多量に産生された毒素によって重症化する。患者のジフテリア毒素に対する感受性を調べる方法として、細胞培養法がある。患者や保菌者の**飛沫**によって感染する。ペニシリンG、エリスロマイシンなどに感受性を示し、感染初期には有効であるが、毒素に対しては無効である。

嫌気性菌

偏性嫌気性菌である。酸素濃度が低い環境（嫌気）でのみ発育できる菌で、嫌気性菌とよばれる。

嫌気性グラム陽性球菌

ヒトの口腔、または腸管内に生息する常在細菌である。連鎖球菌との複数菌感染症として、**歯性感染症**や深部膿瘍を形成することもある。**ペプトストレプトコッカス属**（*Peptostreptococcus* 属）が代表的な菌であったが、近年再分類され、いくつかの属に分かれた。*Peptostreptococcus anaerobius*、*Finegoldia magna*、*Parvimonas micra* などが含まれる。

嫌気性グラム陰性球菌

ヒトの口腔内に常在する**ベイヨネラ属**（*Veillonella* 属）が主な菌種である。

嫌気性グラム陽性桿菌

嫌気性グラム陽性桿菌は、有芽胞菌と無芽胞菌に分類される。有芽胞菌は熱や消毒薬、特にアルコールに抵抗性を示す。

有芽胞菌

▶**クロストリジウム属**（*Clostridium* 属）／**クロストリディオイデス属**（*Clostridioides* 属）

● **破傷風菌**（*Clostridium tetani*）

土壌などに分布し、傷口より感染する。**破傷風**の原因菌である。古釘を踏み感染することがある。**外毒素**（**破傷風毒素**）を産生し、特有の**痙攣発作**を引き起こす。日本では予防接種の効果によって、現在ではまれな疾患である。

● **ボツリヌス菌**（*Clostridium botulinum*）

ボツリヌス食中毒の原因菌である。外毒素である**ボツリヌス毒素**は極めて毒性が強く、致死率が高いことから、**バイオテロリズム**の**生物兵器**の対象となる。**ボツリヌス菌**、**毒素**ともに感染症法の**二種病原体等**に分類される。ボツリヌス毒は**易熱性**で80℃、30分または100℃、10分で**失活**する。嫌気状態に保存された食品（缶詰、真空パック、ソーセージなど）の中で増殖、毒素が産生され、

これらを経口摂取することで食中毒を起こす。**ハチミツ**の中にボツリヌス菌が存在し、これを経口摂取した乳児が**乳児ボツリヌス症**を起こすこともあるので、一歳未満の乳児にはハチミツを与えてはいけない。

●ウエルシュ菌（*Clostridium perfringens*）

ヒト腸管内に常在する菌種であるが、ガス壊疽や食中毒を起こす重要な菌である。**α毒素**を産生し、まれに敗血症を引き起こす。ウエルシュ菌の一部には**腸管毒**を産生し、食品を介して本菌が腸管に侵入し、毒素が産生され激しい食中毒を引き起こす。

●ディフィシル菌（*Clostridioides difficile*）

土、水、砂、干し草や大型家畜、イヌ、ネコの糞など自然界に広く分布する。

本菌は嫌気性菌であるが、**芽胞**を形成し**熱**や**消毒薬**への**抵抗性**を有することから環境中に生残する。

健常者の腸管内に少数生息し、新生児や寝たきりの患者腸管内に比較的多く存在する。病院内において排泄物により汚染された部位に存在する。

医療関連感染の原因菌として重要な菌種で、**入院患者**や**特別養護施設**の入居者における**集団感染**が比較的頻繁に発生している。

本菌が産生する毒素には **Toxin A** および **Toxin B** の2種類が病原性に大きな役割を果たし、特に Toxin B は強い細胞毒性を示す。

本菌による感染症のリスクとして、高齢者、入院、開腹手術、胃酸分泌抑制剤（プロトンポンプ・インヒビター）の長期投与などがあげられている。

ヒトの腸管内に生息し、抗菌薬の長期投与によって本菌が異常増殖して下痢、大腸潰瘍などが見られる**偽膜性腸炎**を起こす。**抗菌薬関連下痢症**の重要な原因菌である。

本菌の毒素遺伝子変異株である **hypervirulent 株**による感染が増加し、問題となっている。本菌は Toxin A と Toxin B を多量に産生し、さらに**第3の毒素**として、**クロストリディオイデス ディフィシル二元毒素**（*Clostridioides difficile* binary toxin）を産生する。本菌によるアウトブレイクは基礎疾患のない若年層や外来患者にも発生し、重篤な合併症（中毒性巨大結腸、消化管穿孔など）を伴い致命的になることもある。

無芽胞菌

ヒトや動物の粘膜、皮膚、腸管に生息する。

▶アクチノマイセス属（*Actinomyces* 属）

口腔、皮膚、腸管、腟に常在し、一部の菌種は**放線菌症**として日和見感染症を引き起こす。

▶キューティバクテリウム属（*Cutibacterium* 属）

　おもにヒトの皮膚に常在し、腸管にも生息する。**ニキビ**の原因菌として**アクネ菌**（*Cutibacterium acnes*）が知られている。近年では**サルコイドーシス**との関連性が疑われている。

嫌気性グラム陰性桿菌

▶バクテロイデス属（*Bacteroides* 属）

　ヒトや動物の腸管内に生息する主要な腸内細菌のひとつである。*Bacteroides fragilis* は臨床材料から最も多く分離される嫌気性菌で、軟部組織感染症、胆道感染、腹膜炎など下部消化管感染症を引き起こす。本菌と同じグループに属する *Bacteroides thetaiotaomicron*、*Bacteroides vulgatus*、*Bacteroides ovatus*、*Bacteroides uniformis* なども同じような感染症を引き起こす。*Bacteroides fragilis* の産生する**β-ラクタマーゼ**は、β-ラクタム系抗菌薬の多くを分解する性質を持つ。

▶プレボテラ属（*Prevotella* 属）、ポルフィロモナス属（*Porphyromonas* 属）

　口腔内や腟に生息し、主に**歯性感染症**から多く検出される。膿や喀痰などから検出されることもあり、**腟炎**を起こすこともある。*Prevotella intermedia*、*Prevotella melaninogenica*、*Porphyromonas gingivalis* などが含まれ、**歯周病**との強い関連性があるといわれている。口腔連鎖球菌との混合感染による**誤嚥性肺炎**を起こす。

▶フゾバクテリウム属（*Fusobacterium* 属）

　Fusobacterium nucleatum は口腔、腟に生息し、**歯周病**との関連性があるとされている。*Fusobacterium necrophorum* は耳鼻咽喉科感染症、肺胸膜感染症を起こし、病原性が強い菌種である。*Fusobacterium mortiferum*、*Fusobacterium varium* は腸管に生息し、腹腔内感染症を引き起こす。

スピロヘータ

　細長い**らせん状**の菌で、特有な**らせん運動**を行う。ヒトに病原性を示すのは**トレポネーマ属、ボレリア属、レプトスピラ属**である。

トレポネーマ属（*Treponema* 属）

▶梅毒トレポネーマ（*Treponema pallidum*）

　梅毒の原因菌でらせん状の形態を示し、**人工培地**で発育しない。培養ができないことから、診断法として**ワッセルマン反応**（補体結合反応）、**血球凝集反応**（TPHA）、**蛍光抗体吸収反応**（FTA－ABS）などが用いられる。

　近年では**遺伝子増幅法**よる診断も用いられている。

生後に感染して発症する**後天梅毒**と、梅毒に感染している妊婦から胎児に**垂直感染**する先天梅毒がある。

後天梅毒は**早期梅毒患者**の病巣部分泌物や血液によって感染する。本菌は体外では速やかに死滅することから、感染経路は**性行為**などによって皮膚、粘膜に侵入する**直接接触感染**である。また梅毒患者からの輸血、注射器の使い回し、授乳によっても感染する。臨床経過によって第1〜3期に分けられ、第1、2期を**早期梅毒**という。

> **第1期梅毒（感染から約3か月）**
> 　2〜3週間程度の潜伏期間の後、感染局所（生殖器）に自覚症状がない**硬結**が生じる。その後、硬結の中央部に潰瘍が生じる（**硬性下疳**）。病変部位には病原体が多く増殖している。
>
> **第2期梅毒（約3か月から約2年）**
> 　治療が行われなかった場合、菌が血流を通じて全身に広がる全身感染である。発熱、倦怠感、**バラ疹**、**丘疹**などが生じる。
>
> **第3期梅毒（約2〜3年以降）**
> 　**晩期梅毒**ともいわれ、病原体が臓器に侵入し、骨や内臓に病変を生じる。ゴムのような大小の腫瘍（**ゴム腫**）があらわれる。この段階では菌は検出しにくいことから、感染力は弱い。

AIDS患者の**二次感染**として問題視されている。治療には経口抗菌薬である**アモキシシリン**が用いられている。2022年より注射薬である**ベンジルペニシリンベンザチン**も使用されている。エリスロマイシン、テトラサイクリンにも感受性を示す。

ボレリア属（*Borrelia* 属）

回帰熱ボレリア（*Borrelia recurrentis*）は回帰熱の原因菌でシラミなどによる媒介、**ライム病ボレリア**（*Borrelia burgdorferi*）は**ライム病**の原因菌で**マダニ**による媒介で感染する。欧米で報告されていたが、日本でも見られるようになった。両者とも**ギムザ染色**で染まるが、培養は困難である。ペニシリンG、エリスロマイシン、テトラサイクリンに感受性を示す。

レプトスピラ属（*Leptospira* 属）

ワイル病（黄疸出血性レプトスピラ症）の原因菌である *Leptospira interrogans* が代表的病原菌である。ネズミやイヌなどの保菌動物の排泄物により汚染された水、泥土などから、ヒトに経皮または経口感染する。過去は農作業に関連した発生が認められていた。感染後、本菌は血中に入り菌血症を起こし、

後に腎臓に留まり、その後尿から排出される。ペニシリンG、ストレプトマイシン（streptomycin）などに感受性を示す。

乳酸菌群

ラクトバチルス属（*Lactobacillus* 属）

糖を発酵し、**乳酸**を産生する。本菌はヨーグルトやチーズなどさまざまな**発酵食品**に利用され、ヒトへの病原性はほとんどない。

腟内に**常在菌**として多く存在し、本菌が産生する乳酸により腟内の環境を**酸性**（pH 4〜5位）にし、病原菌の侵入、定着を防いでいる。

ビフィドバクテリウム属（*Bifidobacterium*）

いわゆる**ビフィズス菌**で、ヒトの腸内に最も多くを占める**常在菌**である。

抗酸菌

結核菌群（*Mycobacterium tuberculosis* complex）

結核菌（*Mycobacterium tuberculosis*）は *Mycobacterium* 属で、通常のグラム染色では染まりにくく、加温することによって染色され、陽性桿菌に分類される。**細胞壁に多量の脂肪酸**（**ミコール酸**）を含んでいるため、ひとたび染色されると脱色されにくい性質を持つ。この性質を**抗酸性**といい、**抗酸菌**とよばれている。**チールニルセン染色法**（**ZN 法**）のフクシンによって菌体は**赤く染まる**。その他、**蛍光法**も用いられ暗視野で観察する。

偏性好気性で、抗酸菌培養に用いる**小川培地**で**ラフ型集落**を形成する。しかし発育速度が極めて遅いことから、発育して集落が見えるまで2週間から4週間を必要とする。

結核（症）

結核は世界的にも重要な感染症のひとつで、地球上の全人口の約3分の1（約20億人）が結核菌に感染し、毎年約1,000万人が発症、150〜200万人が死亡しているといわれている。日本では生活水準の向上、医療の進歩により罹患率は減少しており、2021年の統計で、年間の新規患者数が世界保健機関（WHO）による**低蔓延国**の基準（人口10万人あたり10人未満）を満たし、低蔓延国となった。しかし、先進国の中では未だ罹患率は高い状況にある。高齢での発症例が多く、若年層では AIDS 患者での発症率が高く、重症化する。

排菌している結核患者の咳やくしゃみから、**飛沫核**を吸入することによって感染する。しかし、感染初期は免疫系の働きによりほとんど発症することはなく、体内で長期にわたり潜伏する。感染後、数年から数十年を経て、免疫能が

低下し発症に至る。高齢、AIDS、免疫抑制剤投与、糖尿病などが誘因となる。結核菌は全身の臓器に感染し、さまざまな臨床症状を呈する。

肺に感染する**肺結核**と、その他臓器へ感染する**肺外結核**に大きく分けられる。肺外結核には髄膜炎、腎結核、骨結核（カリエス）、腸結核、リンパ節結核などがあり、多くは肺病巣からの移行によるものである。特に免疫能が低下した患者では、血流感染による**粟粒結核**を起こし、予後が不良である。

診断と予防

臨床所見、胸部X線、**ツベルクリン反応**などから結核が疑われた場合、喀痰を採取し、**塗抹鏡見検査**（チールニルセン染色、蛍光染色）と培養検査を行い、**確定診断**を行う。塗抹鏡見検査により**排菌量（ガフキー号数、定量）**（表2）が**感染指標**となる。

表2 抗酸菌の塗抹鏡見検査における菌量表記と基準

記載法	蛍光法 (200倍)	ZN法 (1,000倍)	備考（旧指針）	
			ガフキー号数	（500倍）
−	0／30視野	0／300視野	G0	0／全視野
±	1〜2／30視野	1〜2／300視野	G1	1〜4／全視野
1+	2〜20／10視野	1〜9／100視野	G2	1／数視野
			G3	1／1視野
			G4	2〜3／1視野
2+	≧20／10視野	≧10／100視野	G5	4〜6／1視野
			G6	7〜12／1視野
			G7	13〜25／1視野
			G8	26〜50／1視野
3+	≧100／10視野	≧10／1視野	G9	51〜100／1視野
			G10	≧101／1視野

小川培地や液体培地を用いた培養検査は、発育までに時間がかかることから診断が遅れる。

最近では**遺伝子増幅法**による検査が広く用いられ、早い段階で確定診断が可能になっている。

免疫学的診断法として、**クオンティフェロン（QFT）**や**T-SPOT**が用いられている。本法は過去のBCG接種の影響を受けずに、結核菌感染を特異的に検出が可能である。**接触者健診**などで活用されている。

予防として、**BCGワクチン**（**弱毒ウシ型結核菌**）を生後1年までに予防接種する。定期接種はこの1回のみである。
　ツベルクリン反応は、結核菌の培養液から**精製**した**たんぱく物質**（**PPD**）を前腕前面の皮膚内に注射し、**48時間後**に発赤の大きさから判定する（図2）。

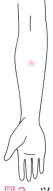

発赤	硬結	水疱・二重発赤	判定	符号
9mm以下	−		陰性	−
10mm以上	−		陽性（弱）	+
〃	+		陽性（中程度）	++
〃	+	+	陽性（強）	+++

図2　ツベルクリン反応の実施とその判定

　ツベルクリン反応陰性は、体内の結核菌に対する免疫反応が起こっていないことから、感染していないことを意味するが、結核菌に**感染後1〜2か月**経過しないと**陽性**にはならない。また、ツベルクリン反応は過去のBCGワクチン接種や、結核菌以外の抗酸菌感染でも陽性となる。
　結核が疑われる患者は、個室隔離や専用病棟での管理が必要であり、患者にはサージカルマスクを、ケアする医療従事者は**N95マスク**の着用による**空気感染対策**を講じる。また、結核菌は他の細菌に比べ熱や消毒薬抵抗性が強いので、適正な消毒薬の選択と使用が感染対策上重要である。

治療

　結核患者への治療は、複数の抗結核薬を長期間服用する必要がある。抗結核薬である**リファンピシン**（rifampicin）、**イソニアジド**（isoniazid）、**ピラジナミド**（pyrazinamide）を基本に**エタンブトール**（ethambutol）、**ストレプトマイシン**を**併用**して治療を行う。治療中にある程度効果が見られ、服用を止めたり忘れたりすると、薬剤耐性菌が生じ、より治療が困難になることから、**直接監視下短期服用療法**（Directly Observed Treatment, Short course：**DOTS**）が行われ効果を上げている。しかしながら、過去の既往歴患者を中心に薬剤耐性結核菌による感染も増加し、問題となっている。**イソニアジド**と**リファンピシン**両者に耐性を示す結核菌は**多剤耐性結核菌**（**MDRTB**）と定義され、感染法の**三種病原体等**に分類されている。さらに、その他抗結核薬にも耐性を示し、ほとんどの抗結核薬に耐性を示す**超多剤耐性結核菌**（**XDRTB**）

が出現し、問題となっている。

非結核性抗酸菌

結核菌以外の抗酸菌で、ヒトに日和見感染症を引き起こす。

おもな菌種は**マイコバクテリウム アビウム**（*Mycobacterium avium*）、**マイコバクテリウム イントラセルラーレ**（*Mycobacterium intracellulare*）で、両者は性状が類似し、分類しにくいことから、合わせて**MAC**（*Mycobacterium avium-intracellulare* complex）とよばれる。ヒトからヒトへの感染は起こさないとされていることから患者の隔離は不要である。日本でもAIDSの合併症や免疫不全患者で、**非結核性抗酸菌症**が増加している。その他の菌種には*Mycobacterium kansasii*や、**海水魚**に感染する*Mycobacterium marinum*、**迅速発育菌**の*Mycobacterium fortuitum*、*Mycobacterium chelonae*、*Mycobacterium abscessus*がある。

▶ **らい菌**（*Mycobacterium leprae*）

抗酸菌であるが、人工培地では発育しない。**ハンセン病（らい）**の原因菌である。ハンセン病患者の鼻汁や皮膚滲出液などの菌が含まれる粘液に濃厚接触することによって感染する。診断法として皮膚スメア検査、病理組織検査、血清PGL-I抗体検査、および遺伝子増幅法がある。現在、日本では感染源となる患者はほとんどいない。

▶ **その他の抗酸菌**

アクチノマイセス属（*Actinomyces*属）による**放線菌症**や**ノカルジア属**（*Nocardia*属）による**ノカルジア症**がある。これらは抗酸性を示すが、真菌（カビ）による真菌症に類似し、**日和見感染症**を引き起こす。

マイコプラズマ、リケッチア、クラミジア

マイコプラズマ（*Mycoplasma*）

ヒトに病原性を持つマイコプラズマはマイコプラズマ属とウレアプラズマ属である。これらは**人工培地**に発育する最小の微生物で、**濾過除菌フィルター**を通過する。**細胞壁**を**持たない**ことから、β-ラクタム系抗菌薬は無効である。

▶ **マイコプラズマ属**（*Mycoplasma*属）

● **肺炎マイコプラズマ**（*Mycoplasma pneumoniae*）

原発性異型肺炎（マイコプラズマ肺炎）の原因菌である。小児や若年成人に多く見られ、ときに**集団感染**を起こす。発育が遅いことから、診断にはPCR法や免疫血清学的検査法などが利用されている。ペニシリン系抗菌薬やセフェム系抗菌薬の**β-ラクタム系抗菌薬**は**無効**で、エリスロマイシン、テトラサイ

クリン、ニューキノロン系抗菌薬などが治療に用いられる。患者、保菌者からの**飛沫**によって**感染**する。

●その他のマイコプラズマ

マイコプラズマ ホミニス（*Mycoplasma hominis*）、**マイコプラズマ ジェニタリウム**（*Mycoplasma genitalium*）は、男性尿道炎、女性頸管炎から検出され、**非淋菌性尿道炎**などSTIの原因菌とされている。

▶ウレアプラズマ属（*Ureaplasma* 属）

尿道、外陰部に常在するマイコプラズマ類で、**非淋菌性尿道炎**などSTIの原因菌とされている。

リケッチア（*Rickettsia*）

マイコプラズマ、クラミジアに次いで小さい細菌である。ダニ、シラミ、ノミなどの節足動物によって媒介され、ヒトや動物に感染する**人畜（獣）共通感染症**の原因菌である。人工培地では発育せず、**細胞**に**寄生**して分裂し、増殖する。正確な診断や鑑別にはPCR法や間接蛍光抗体法（IFA）、免疫ペルオキシダーゼ法（IP）などを用いる。治療にはテトラサイクリン、クロラムフェニコール、ニューキノロン系抗菌薬などが有効で、**β-ラクタム系抗菌薬**は**無効**である。

●発疹チフスリケッチア（*Rickettsia prowazekii*）

発疹チフスの病原菌でコロモジラミによって媒介され、ヒトからヒトへ感染する。

●発疹熱リケッチア（*Rickettsia typhi*）

発疹熱の病原菌でネズミノミから、またはネズミからヒトへ感染する。ノミが発生する不衛生な環境で起こる感染症である。ノミの糞で汚染された埃などを吸引することによっても感染する。

●紅斑熱リケッチア（*Rickettsia reckettsii*）

ロッキー山紅斑熱の病原菌で、マダニ、イヌダニによって媒介される。ネズミ、イヌなどからヒトへ感染する。日本では**日本紅斑熱**があり、1984年にはじめて報告され、年間40名～50名程度届出がある。

●つつが虫病リケッチア（*Orientia tsutsugamushi*）

日本で古くから知られている**つつが虫病**の原因菌である。リケッチアに感染したノネズミに寄生したツツガムシ（ダニ）がヒトや動物を刺し、皮膚から侵入し感染発症する。

クラミジア（*Chlamydia*）

細胞に**寄生**して増殖し、人工培地では発育しない。培養には**生きた細胞**を用いる。クラリスロマイシン、ミノサイクリン（minocycline）、ニューキノロン

系抗菌薬に良好な感受性を示す。**β-ラクタム系抗菌薬**は**無効**である。

▶ **クラミジア属（*Chlamydia* 属）**

● **クラミジア トラコーマ（*Chlamydia trachomatis*）**

眼や生殖器の粘膜上皮細胞に感染する。非淋菌性尿道炎、子宮頸管炎、鼠径リンパ肉芽腫などの STI の原因菌として水平感染する。**眼疾患**である**トラコーマ**の原因菌でもあり、母親から産道感染により結膜炎や新生児肺炎を引き起こす。診断には主に PCR 法や**間接蛍光抗体法（micro-IF）**が用いられている。

▶ **クラミドフィラ属（*Chlamydophila* 属）**

● **肺炎クラミジア（*Chlamydophila pneumoniae*）**

市中肺炎の病原菌で比較的高い割合を占める。感染患者の咳やくしゃみなどにより**飛沫感染**し、ときに集団発生を起こす。近年では、呼吸器感染症以外に**動脈硬化症**などの循環器疾患との関連性が報告されている。PCR 法や micro-IF 法が診断に用いられる。

● **オウム病クラミジア（*Chlamydophila psittaci*）**

鳥類などに感染し、ヒトに**オウム病**を引き起こす**人畜（獣）共通感染症**の病原菌である。**間質性肺炎**を起こすことが多いが、ときに重症な全身感染に移行し、死に至ることがある。感染している**小鳥**などへの餌の口移しや排泄物中の菌を吸入することによって感染する。病原性が強いので注意が必要である。診断には PCR 法や micro-IF 法が用いられる。

▶▶▶ 真菌と感染症

真菌とはカビ（糸状菌）、酵母やキノコなどを含む微生物の総称で、細菌とは異なり、2 重膜で覆われた核や、ミトコンドリアなどの細胞内小器官を持つ。自然界に広く分布し、食品や医薬品などのヒトの生活と密接な関わりがある。反面、ヒトや動物に感染し、ときには重症化する。特に免疫不全患者などへの**日和見感染症**を起こす原因菌である。

真菌の一般的な形態は、細胞がつながった糸状の**菌糸型（糸状様）**と細菌のような**酵母型（酵母様）**である（図3）。

真菌感染症は大きく水虫や頭皮感染（マラセチア症）などの皮膚の浅い部位へ感染する**表在性真菌症**と、肺などの内臓や血液に感染する**深在性（深部）真菌症**に分けられる。

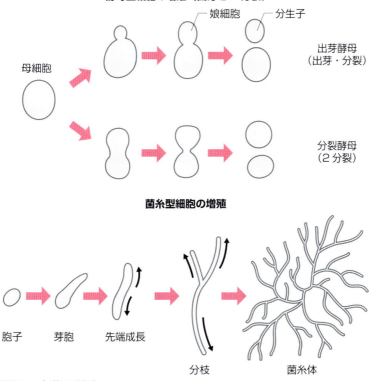

図3　真菌の増殖

酵母様真菌

寒天培地上で細菌と同じような集落をつくり、グラム染色によって濃紫色に染まる大きな酵母様または球形に見える。

カンジダ属（*Candida* 属）

ヒトの口腔、上気道、腸管などに分布し、臨床材料から**最も多く**検出される真菌である。抗菌薬に抵抗性を示すことから、長期間抗菌薬投与が行われた患者において、**菌交代現象**を起こす。日和見感染真菌としても重要である。代表的な菌種としては **Candida albicans** で**カンジダ腟炎**の原因菌であり、口腔カンジダ症や免疫不全患者に深在性真菌症を引き起こす。他に、*Candida glabrata*、*Candida tropicalis*、*Candida parapsilosis* などが含まれる。*Candida parapsilosis* はカテーテル感染、それに伴う血流感染症を引き起こす。2016年に CDC は *Candida auris* を監視するように警告を発した。*C. auris* はフルコナゾールなどの抗真菌薬に耐性を示し、全身感染症の場合、致死率が高いことから特に注意が必要な耐性菌である。一般的にはアゾール系抗真菌薬、キャンディン系抗真菌薬、アムホテリシン B（amphotericin B）などに感受性を示す。

クリプトコッカス属（*Cryptococcus* 属）

クリプトコッカス ネオフォルマンス（*Cryptococcus neoformans*）はハトなどの鳥類の糞中に生息する酵母様真菌である。弱毒の真菌で吸入することによって体内に侵入し、健常者の場合不顕性感染となる。AIDS など免疫能が低下した患者に、**肺クリプトコッカス症**や髄膜炎など日和見感染症を引き起こす。

糸状様真菌

寒天培地上に糸状に発育し、顕微鏡で観察すると植物の枝・葉・実がなっているように見える。

皮膚糸状菌（*Dermatophytosis*）

ヒトや動物の表皮、陰部、爪、毛髪などに感染し、炎症を引き起こす。いわゆる**水虫**（**白癬**）がこれらの代表である。皮膚糸状菌は分生子（図4）の形態により、小胞子菌（*Microsporum*）、白癬菌（*Trichophyton*）、表皮菌（*Epidermophyton*）の3菌属に分けられる。

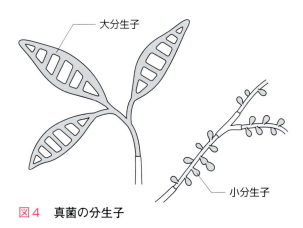

図4　真菌の分生子

アスペルギルス属（*Aspergillus* 属）

土壌、空気中、穀物など自然界に広く分布する。*Aspergillus* は菌糸側壁より分生子柄が気中に伸び、その先端はフラスコ状、電球状に肥大し、頂のう（図5）をつくる。臨床において重要な菌種は *Aspergillus fumigatus* で、主に呼吸器感染症（**肺アスペルギルス症**）や耳鼻感染症（外耳道炎）を引き起こす。日和見感染症の原因菌で、空気中に舞った**胞子**から感染する。アスペルギルス菌体に対するアレルギーとして、アレルギー性気管支アスペルギルス症を起こし、咳発作などの症状が見られる。

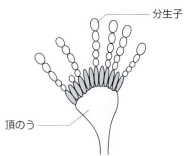

図5 アスペルギルスの頂のうと分生子

スポロトリックス属（*Sporothrix* 属）

Sporothrix schenckii は**スポロトリコーシス**の原因菌で**二形（相）性真菌**[※]である。土壌など自然界に広く分布する。皮膚より侵入した菌が皮下組織、リンパ管に結節や潰瘍性病変を形成する。25℃で培養すると**糸状様**に発育し、35℃で培養すると**酵母様**となる。

※二形（相）性真菌：自然界や培地などでは糸状様で増殖し、生体内や高栄養条件下では酵母様細胞で増殖する真菌。生育環境に応じて2つの形態で増殖することができ、この性質は病原性とも大きく関連する。

その他の真菌と輸入真菌

癜風菌（*Malassezia furfur*）

脂質を好む菌で青壮年男性の頭皮、頸部に好発する。皮膚表面が強く擦り合う柔道やレスリングなどのスポーツ選手に見られる。

接合菌類

ムーコル症の原因菌で、自然界にも広く分布する。免疫能の低下、白血病や糖尿病患者に好発する**日和見感染真菌**である。排気のフィルターが本菌によって汚染され、これらを吸入し、病院感染を起こす。

ニューモシスチス

非定型の真菌で、弱毒性である。ヒトへ感染するのは**ニューモシスチス イロベシイ**（*Pneumocystis jirovecii*）である。健常人の肺に**不顕性感染**していることが多く、AIDSや白血病などの免疫不全患者に合併症として**ニューモシスチス肺炎**を引き起こす。

輸入真菌症

海外で感染し、国内に持ち込まれる真菌感染症で、日本には存在しないか、極めてまれな真菌が原因である。**コクシジオイデス**（*Coccidioides*）、**パラコクシジオイデス**（*Paracoccidioides*）、**ヒストプラズマ**（*Histoplasma*）、**ブラスト**

微生物と感染症

ミセス（*Blastomyces*）などで、**深在性真菌症**として肺や全身感染を起こし、いずれも**強病原性**であることから、取り扱いを含め注意が必要である。

▶▶▶ ウイルスと感染症

ウイルスは、自然界で生息することはできず、必ず宿主に寄生して維持されている。**偏性細胞内寄生体**で最小の微生物であり、大きさは**約0.1μm**と細菌の10分の1程度で、**DNA**または**RNA**どちらか一方の核酸しか持たない。

細菌などの微生物は細胞が2分裂して増殖するのに対し、ウイルスは分裂による増殖はしない。

ウイルスは細菌と違って細胞ではなく、基本的には、遺伝情報を含む核酸とそれを囲むたんぱく質の殻（**カプシド**とよばれる）からなる。ウイルスの増殖は、細胞に吸着することからはじまる。細胞内に侵入したウイルスの殻から出てきた遺伝情報から、ウイルス核酸が複製され、さらにウイルス独自のたんぱく質がつくられる。たんぱく質から殻を再構成し、それらを再度組み立てて細胞の外へ出ていく。つまり、ウイルスは生きた細胞を利用して、**解体→複製→組み立て**のプロセスを繰り返して増えていく（図6）。

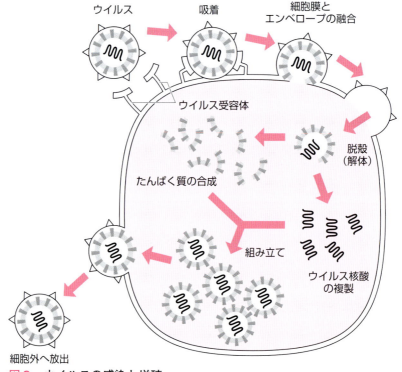

図6　ウイルスの感染と増殖

従って、ウイルス自身では代謝（栄養を取り込んだりすること）ができないため、細胞内にいる間は生物（の様）であるが、細胞の外では増殖することができない無生物である。ウイルスの吸着には細胞に対する特異性、いわば"好み"があり、例えば、インフルエンザウイルスは主に呼吸器に感染するのに対して、ノロウイルスは消化器に感染するように、**臓器親和性**がある。これらはウイルスの病原性を決める重要な因子となる。

　ウイルスの感染経路はさまざまであり、ウイルスの臓器親和性が大きく影響する。ウイルスによっては、母体から胎盤を介して胎児に感染する垂直感染（経胎盤感染）や、一度感染し体内に潜伏していたウイルスが宿主の免疫低下によって再活性化し、発症する日和見感染などの感染様式がある。

DNA ウイルス

痘瘡ウイルス

　痘瘡（天然痘）のウイルスで、痘瘡は古くから人類の健康に大きな影響を与えてきた伝染病で、かつては中東やアジアなどを中心に流行が起こった。世界天然痘根絶計画がWHO総会に提案された1958年には世界33か国に天然痘は常在し、発生数は約2,000万人、死亡数は約400万人であった。WHOが1967年から世界規模の根絶対策を実施し、1980年に痘瘡根絶が宣言され、現在では見られていない。

単純ヘルペスウイルス

　ヒトからヒトへ感染し、初感染として体外から感染した後、神経節に**潜伏感染**し、一生体内に存在し続ける。発熱、過労、ストレスなどによって**再活性化**し、皮膚および粘膜に水疱や潰瘍を形成する。重症例では髄膜炎、脳炎を起こすこともある。患者や無症候性キャリアの唾液や性器分泌物にウイルスが存在し、それによって感染する。1型、2型があり、1型は**口唇ヘルペス**などが多く、2型は**性行為**によって感染することが多いが、現在ではあまり区別されない。**STI**の原因ウイルスである。治療にはアシクロビル（ゾビラックス®）やファムシクロビル（ファムビル®）などの抗ヘルペス薬が有効で、近年では再発の初期症状が現れた際に、患者自身で服用する予防法（Patient initiated therapy：PIT）が確立されている。

水痘・帯状疱疹ウイルス

　初感染の小児に**水痘**（水ぼうそう）を起こす。その後、神経節に**潜伏感染**し、免疫能の低下や高齢者に**帯状疱疹**を起こす。

サイトメガロウイルス

健常なヒトにはほとんど病原性を示さないが、臓器移植患者、AIDS 患者に重篤な感染症を起こす。感染細胞は封入体を持った巨大細胞をつくる特性がある。母体より経胎盤感染した新生児が、**先天性巨細胞封入体症**として各種臓器や知能障害を起こすことがある。

EB ウイルス

伝染性単核症、発癌としての**バーキットリンパ腫**、上咽頭癌の病原ウイルスと考えられている。伝染性単核症では、**ポールバンネル反応**により**異好抗体**が陽性となる。

ヒトヘルペス 6、7

ヒトヘルペス 6、7 は主に生後 6〜12 か月の乳幼児に**突発性発疹**を起こす。

アデノウイルス

飛沫、接触によって、上気道、眼に感染し、腸管より排出される。**熱性咽頭炎、咽頭結膜熱（プール熱）**、肺炎、**流行性結膜炎**、急性出血性膀胱炎、胃腸炎を起こす。アデノウイルスは消毒薬や乾燥などで不活化されにくく、手指を介してヒトからヒトへ感染し、しばしば**集団感染**を引き起こす。

ヒトパピローマウイルス（HPV）

ヒトの皮膚、粘膜の上皮に感染し、さまざまな**乳頭腫（イボ）**をつくる。一部の乳頭腫は悪性化し、これには**高リスク**の遺伝子型ウイルスが強く関与している。

HPV による良性の腫瘍は**尖圭コンジローマ**や通常のイボで、悪性の腫瘍は**子宮頸部上皮内腫瘍（子宮頸癌**の前癌病変）である。高リスクの遺伝子は**16、18、33、52**などで、これらの遺伝型に対応したワクチンが予防に用いられている。現行の HPV ワクチンは**2 価（16、18 型）、4 価（2 価に加えて 6、11 型）、9 価（4 価に加えて 31、33、45、52、58 型）**があり、2023 年 4 月から定期接種に 9 価ワクチンも追加された。日本では性交渉を経験する前の小学校 6 年生〜高校 1 年生相当の女子にワクチン接種を行う。

B 型肝炎ウイルス

肝炎ウイルスの中で唯一の DNA ウイルスである。肝炎ウイルスの項で解説する。

エムポックスウイルス（サル痘ウイルス）

エムポックス（サル痘）の原因ウイルスである。日本では感染症法上の四類感染症に分類されており、主に中央アフリカから西アフリカにかけて発生している。リスやサル、ウサギなどウイルスを保有する動物との接触によりヒトに

感染する。また、感染者の体液や血液などを介して感染する性感染症の１つである。2022年７月に国内で初めて感染が報告され、大きな拡大はないものの、その後も感染者が確認されている。

RNA ウイルス

ポリオウイルス

ポリオ（急性灰白髄炎）の病原ウイルスである。経口的に感染し、不顕性感染も多い。

日本では1961年にワクチン投与が開始され、1980年以降野生株によるポリオの発生はなくなった。世界的には WHO によるポリオ根絶計画が進められているが、根絶には至っていないので、流行地からの持ち込みに注意が必要である。

コクサッキーウイルス

経口感染し、主に咽頭や腸管で増殖する。Ａ群とＢ群に分類され、Ａ群コクサッキーウイルス感染症には**ヘルパンギーナ**、**手足口病**、夏かぜ、無菌性髄膜炎など、Ｂ群コクサッキーウイルス感染症は流行性筋痛症、心筋炎、心膜症などがある。

ロタウイルス

乳幼児に冬季の**急性嘔吐下痢症**を引き起こす原因ウイルスである。経口的に感染する。

風疹ウイルス

風疹（三日はしか）の原因ウイルスでヒトからヒトへ**飛沫感染**する。妊婦が**妊娠３か月以内**に感染すると経胎盤感染によって胎児に感染し、心臓奇形や白内障、内耳性難聴を特徴とする**先天性風疹症候群**を引き起こすことが多い。妊娠初期であるほど高率に発症する。2012年〜2013年にかけて日本でも大流行が見られた。

日本脳炎ウイルス

日本脳炎の原因ウイルスであるが、ほとんどが不顕性感染である。発症すると発熱から脳炎、痙攣発作へと進み、致死率が高い。コガタアカイエカに刺されて感染する。

デングウイルス

熱性疾患である**デング熱**の原因ウイルスである。東南アジア、インド、南米、アフリカなどの亜熱帯地域に広く分布する。ネッタイシマカやヒトスジシマカにより媒介される。比較的予後がよいデング熱と重症な**デング出血熱**に分かれ、後者は少なく、前者の0.5％（50万人／１億人）程度である。

黄熱ウイルス

アフリカ、南米に限局して流行が見られ、日本では見られない。ネッタイシマカなどが媒介する。

ウエストナイルウイルス

ウエストナイル熱の原因ウイルスである。アフリカ、中近東、ヨーロッパ、北米など広い範囲に分布する。イエカ、ヤブカなどに媒介される。不顕性感染であることが多いが、発症し重症化すると脳炎を起こし、致死率も比較的高い。

SARS コロナウイルス

2002年11月に中国広東省から広がった新型肺炎、**重症急性呼吸器症候群（SARS）**の原因ウイルスである。SARSは世界中で大流行し、感染者は8,000人を超え、死亡率は約10％と高い。飛沫感染によって病院感染（院内感染）に広がり、医療従事者にも多くの犠牲者が出た。おもな症状は38℃以上の発熱、咳、呼吸困難、悪寒せんりつ、激しい下痢などで、高齢者ほど重症化する。

MERS コロナウイルス

中東呼吸器症候群（MERS）の原因ウイルスである。サウジラビアやアラブ首長国連邦など中東地域で広く発生している。日本においても2013年、サウジアラビアに渡航歴のある患者の感染が報告された。韓国では2015年に中東からの1人の帰国者から感染が拡大した。感染者は180名を超え、そのうち30名以上が死亡したといわれている。韓国での流行の要因の1つとして、患者が適切な診療を求めて複数の病院を渡り歩く、いわゆるドクターショッピングが感染拡大の要因であったと考えられている。

ヒトコブラクダが宿主であるといわれており、感染源の一つとして疑われている。感染経路は、飛沫感染、接触感染である。症状は発熱、咳、呼吸困難の頻度が高く、下痢、嘔吐などの消化器症状もみられる。

新型コロナウイルス（SARS-CoV-2）

2019年12月、中国・武漢市で肺炎患者の集団発生が報告され、その原因ウイルスが**新型コロナウイルス（SARS-CoV-2）**と命名された。世界の感染者は約6.9億人、死者は690万人以上といわれ、近年類を見ないパンデミックとなった。**新型コロナウイルス感染症（COVID-19）**は新興感染症であることから、ヒトに免疫がなく、特効的な治療薬がないことから、インフルエンザと比べ高齢者や基礎疾患を有するヒトで重症化しやすい。

感染経路は主に飛沫感染、接触感染であり、特に密閉・密集・密接の空間での感染拡大が見られた。米国疾病予防管理センター（Centers for Disease Control and Prevention：CDC）は新型コロナウイルスの特徴的な感染様式と

して、微小飛沫あるいはエアロゾルの吸入による感染（**エアロゾル感染**）を発表した。微小飛沫あるいはエアロゾルは飛沫と飛沫核の間のような状態であり（p.15　図4）、飛沫と比べ軽いため、広範囲かつ長時間の浮遊が可能と考えられている。そのため、感染対策として、室内空間においてはウイルスが停滞することを避けるため、定期的な換気が重要である。

高齢者や基礎疾患を有するヒトにおいては、重症の肺炎を引き起こす場合があり、比較的若い世代の人でも呼吸器症状、高熱、下痢、味覚障害等、様々な症状が見られる。有効性の高いワクチンがいくつか開発され、なかでも**mRNA ワクチン**接種が急速に行われ、効果をあげた。

インフルエンザウイルス

A、B、C型の3種類に分類され、A型の流行は国際的で、B型は国内で冬季に流行する。A型インフルエンザウイルスはエンベロープ表面に**赤血球凝集素ヘマグルチニン**（Hemagglutinin；HA）と**ノイラミニダーゼ**（Neuraminidase；NA）の2種類の突起物に含まれている（図7）。これらの抗原性の違いによって亜型分類される。HA抗原には18種（H1～H18）、NA抗原には11種（N1～N11）がわかっている。よってウイルスの抗原型はHとNの組合せ（H1N1、H3N2など）で決まり、ヒトや哺乳類に感染するウイルス型は限られている。

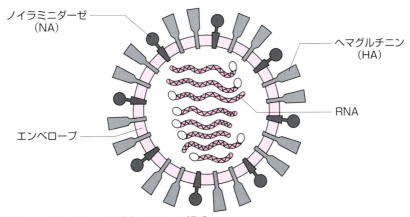

図7　インフルエンザウイルスの構造

HA抗原やNA抗原が異なる亜型に変化し、ウイルスの変異が起こり、それまでヒトに感染したウイルスと異なる新しい株が出現すると、ヒトにはこれに対する免疫がないので、世界的大流行（**パンデミック**）を引き起こす。

過去にも何度かの大流行が起き、1918年～1919年に起こったスペイン型イン

フルエンザ（スペインかぜ）では、世界で約4,000万人が死亡し、日本でも約39万人が死亡したといわれている。

2009年に**H1N1**による大流行が起こり、罹患患者数は推定で1億人以上、死亡者数は17,700人以上と報告されている。

B型インフルエンザウイルスは構造的にはA型と同じであるが、変異はほとんど起こらず、ヒトが宿主で、世界的大流行を起こすことはない。

C型インフルエンザはA、B型と構造が異なり、ヒトが宿主で、目立った流行はない。症状も比較的軽い。

インフルエンザウイルスは、インフルエンザに罹患したヒトから、**飛沫感染**やウイルスが付着した部位からの**接触感染**によってヒトへ感染する。インフルエンザウイルスは体外においても比較的安定で、条件によっては6〜8時間生存することが報告されている。1〜2日の短い潜伏期間ののち発症し、高熱、頭痛、筋肉痛など全身症状を示す。乳幼児、老人では重篤な肺炎を起こし、死亡することがある。

▶H5N1インフルエンザ（高病原性鳥インフルエンザ）など

H5N1（や**H7N9**）**鳥インフルエンザウイルス**がヒトに感染すると、約50%が死亡する。その理由としては他の抗原型に比べ**臓器親和性**が広く、肺や肝臓、腎臓など多くの臓器に感染し、多臓器障害が起こるためである。

インフルエンザの治療には**ノイラミニダーゼ阻害薬**であるオセルタミビル（タミフル®：経口）、ザナミビル（リレンザ®：吸入）、ラニナミビル（イナビル®：吸入）、ペラミビル（ラピアクタ®：点滴）などが用いられ、臨床的効果があげられている。しかし、これらは感染発症後**48時間以内**に服用することが重要で、時間の経過とともに効果が減少する。これらの薬剤は生体内でのインフルエンザウイルスの増殖過程において、感染細胞からのインフルエンザウイルスの脱殻に必要なノイラミニダーゼを抑制することでインフルエンザウイルスの増殖を抑制するためである。そのため、ノイラミニダーゼを持たないC型インフルエンザには効果はない。2018年に発売されたバロキサビル マルボキシル（ゾフルーザ®：経口）は、エンドヌクレアーゼ阻害によりウイルスの増殖を抑制する新しい作用機序の薬剤である。単回投与のため利便性が高いとされる一方、本薬剤に対する耐性化が懸念されている。

ノロウイルス

日本で最も多い**食中毒**の原因ウイルスである。冬季（11月〜3月）を中心に多発し、病院や学校など**集団発生**も多く見られる。ノロウイルスによって汚染された水や食品、特にカキ、ハマグリなどの2枚貝の加熱不十分で調理された

ものを経口摂取することによって感染する。感染力が極めて強いので、少ないウイルス量でも感染が起こる。

　潜伏期間が**短く**（12時間〜72時間）、激しい嘔吐、腹痛、下痢症状を呈するが、1〜2日間で快気していく。ただし、その後もウイルスの排出があるため、注意が必要である。排出期間は発症前からはじまり、回復後1〜3週間とされるが、7週間にわたる事例も報告されている。患者の下痢便中のウイルス量が1gあたり10^{6-9}ウイルスと極めて多いのも特徴である。

　酸や各種消毒薬に抵抗性を示し、比較的高温でも失活せず生存するため、不活化には85℃〜90℃、90秒以上の処理が必要である。

　十二指腸から小腸上部に局所感染することから、免疫が持続しにくく、再感染を繰り返す。

　乾燥した状態でも長期間（3〜4週間）生存する。

　病院や施設においては、ノロウイルス感染患者の吐しゃ物や便を処理する際に生じる二次感染が多く発生している。ノロウイルスは接触による**経口感染**、**飛沫感染**以外に、**空気感染**を起こすことが指摘されている。よって吐しゃ物などを処理する場合は、**次亜塩素酸ナトリウム**などを用いた封じ込め（タオルや新聞紙で覆う）と十分な不活化処理を行い、さらに医療従事者はN95マスク、ガウンを着用した**空気感染対策**が必要である。

麻疹ウイルス

　麻疹（はしか）の原因ウイルスで、飛沫（核）を吸い込むことによって感染する。免疫のない人はほとんどが発症し、不顕性感染はまれである。患者口腔内頬部の**コプリック斑**が特徴で2〜4日間見られ、この間患者分泌液に多量のウイルスが含まれる。その後いったん解熱するが再び発熱し、全身に発疹が見られ3〜4日後に回復期に向かう。罹患後5〜6年の潜伏期間を経て、**亜急性硬化性全脳炎**を起こすことがある（遅発性感染）。日本では予防接種の普及により患者が激減し、2015年には世界保健機関（WHO）から**麻疹排除認定**を受けたが、近年、海外からの持ち込みによる流行が散発的に発生している。

ムンプスウイルス

　流行性耳下腺炎（おたふくかぜ）の原因ウイルスで、ヒト以外には感染しない。飛沫や唾液によって経気道感染を起こすが、不顕性感染も多い。3〜6歳の幼児に好発し、15日〜20日間の潜伏期間を経て、唾液腺が痛みを伴い腫脹する。ときに精巣（睾丸）炎を併発する。

RSウイルス

　乳幼児の**冬かぜ**の病原ウイルスとして最も重要である。鼻咽頭でウイルスが

増殖し、**飛沫感染**する。発熱を伴う上気道炎を起こし、重症化した場合、肺炎、細気管支炎を起こし、死亡することもある。成人においてもかぜ症候群の原因となる。

狂犬病ウイルス

狂犬病のイヌにかまれ、唾液中のウイルスがヒトの中枢神経を侵し、**脳炎**に進行する。発症するとほぼ**全例**が**死亡**する。イヌ以外にも、ネコ、コウモリなど多くの肉食動物を宿主とする。通常かまれて1〜3か月間の潜伏期間を経て発症する。比較的潜伏期間が長いのでかまれた場合、抗血清投与による受動免疫およびヒト用ワクチン接種を行う。

ヒト免疫不全ウイルス（HIV）

後天性免疫不全症候群（AIDS）の病原ウイルスである。免疫に関与する**CD4陽性T細胞**が破壊されるため免疫不全になる。感染者の血液や精液から輸血や性行為によって感染する。また胎盤や産道、さらには母乳感染も起こす。医療従事者の針刺しによっても感染するので、注意が必要である。侵入後ウイルスの増殖により遅れて6〜8週間で抗体が陽性となるので、抗体の証明には期間を必要とし、この間を**ウインドウ期**とよぶ。血中のウイルス量が、生体内で産生された抗体によって一定レベルまで減少し、発症しない無症候性キャリアとなる場合もあり、数年から10年前後無症候性キャリア状態を維持し、その後AIDSを発症する（図8）。

HIV感染者は全世界的に増加し、3,000万人を超えると推定されている。日本においてもHIV感染者は3万人を超え（2022年）近年は緩やかな減少傾向にあり、その多くは性（行為）感染によるものである。

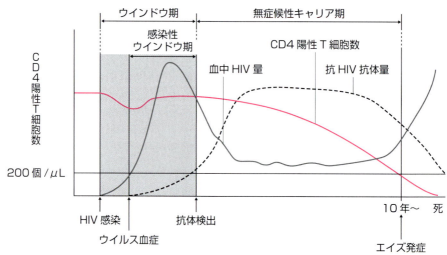

図8　HIV感染後の経過

ヒトT細胞白血病ウイルス（HTLV）

成人T細胞白血病の原因ウイルスで、**Tリンパ球**に感染し白血病を引き起こす。日本では特定地域に偏在していたが、現在は人口の移動によって広く分布する。母子間、夫婦・パートナー間や輸血、**母乳**を介する感染が考えられている。ウイルス感染から白血病の発症まで20年以上の潜伏期間があり、50代以上で発症する。

肝炎ウイルス

肝細胞へのウイルス感染によって起こる肝炎を**ウイルス性肝炎**という。ウイルス性肝炎は主にA～E型の5種類に分類され、特にA、B、C型肝炎が臨床の現場で多く見られ重要である。A型とE型肝炎はウイルスに汚染された水や食物により経口感染し、特に東南アジアなど発展途上国での感染が多い。これらは一過性の感染による**急性肝炎**で、慢性化することはない。一方、B型とC型肝炎は血液を介して感染し、ウイルスが持続感染して慢性化する。重症化すると**肝硬変**や**肝癌**に進行する。

▶A型肝炎ウイルス（HAV）

患者の糞便、それによって汚染された食品、飲料水などから**経口感染**する。黄疸が主な症状で、発熱、胃腸炎を伴う。予後は良好で、持続感染はほとんど見られない。感染により終生免疫を獲得する。死菌（不活化）ワクチンが利用されている。

▶B型肝炎ウイルス（HBV）

肝炎ウイルスの中で唯一の**DNAウイルス**である。おもに血液を介して感染する。輸血の他、経胎盤感染、産道感染の垂直感染や母乳、唾液、精液から水平感染する。医療従事者の感染も多く、一般人に比べ10倍の罹患率であるともいわれている。感染後一部は**肝硬変**、**肝癌**に進行することがある。不顕性感染も多い。血液中のウイルスは**熱抵抗性**で、消毒薬にも抵抗性を示す。不活化には高圧蒸気滅菌や高水準消毒が必要である。HBワクチンが利用されている。

▶C型肝炎ウイルス（HCV）

C型肝炎の原因ウイルスで、血液を介して感染する。輸血や血液製剤などによって感染する。高率かつ容易に慢性化し、持続感染し、慢性肝炎、**肝硬変**を経て、**肝癌**に移行する。現在日本では約150万～200万人の無症候性キャリアがいると推定され、中高年に多く、地域によっても差がある。これまではインターフェロンによる治療が行われていたが、現在はHCVの増殖を直接阻害する経口薬（レジパスビル・ソホスブビル配合錠；ハーボニー®）などによる治療が主流となり効果をあげている。

SFTS ウイルス

重症熱性血小板減少症候群の原因ウイルスである。東アジア（日本、中国、韓国）に分布し、主に SFTS ウイルスを保有しているマダニからの媒介により感染する。ウイルスに感染した動物（ネコ、イヌ）に咬まれたり、直接触れて感染した例も報告されている。日本では2013年1月に初めて報告され、その後、患者が増加している。近年、マダニと動物によるウイルスの感染が、ヒトの生活圏に拡大してきた可能性が指摘されている。

発熱、頭痛、下痢や嘔吐等の消化器症状、意識障害等を発症し、血液検査で血小板減少や白血球減少が認められる。多臓器不全を伴うことが多く、致死率は10-30％と極めて高い。有効性が確立された抗ウイルス薬はまだない。重症熱性血小板減少症候群は**四類感染症**に分類されている。

出血性ウイルス

西アフリカの風土病である**ラッサ熱ウイルス**があり、その地に生息するネズミの尿から感染する。また、アフリカ中央部、中東南部に見られる**マールブルグ病**、**エボラ出血熱**の原因ウイルスで、重篤な出血熱を起こし、致死率が高い。

クリミア・コンゴ熱はマダニを介してヒトに感染し、全身性の出血熱を起こし、致死率が極めて高い。アフリカ、東欧、中近東、インドなどに分布する。いずれも感染症法で**一類感染症**に分類される。

ハンタウイルス

げっ歯類から排泄された唾液、尿に汚染されたチリ、ホコリなどを吸い込むことによって経気道感染や創傷感染を起こす。腎症候性出血熱、呼吸不全など**ハンタウイルス肺症候群**を引き起こす。

▶▶▶ 原虫と感染症

原虫は単細胞生物で最も原始的な動物（**原生動物**）である。

おもに細胞質と核からなり、運動、栄養の摂取、排泄、消化、生殖などさまざまな生息形態で生存している。基本的に無性生殖で増殖するが、胞子虫類では有性生殖も行う。

栄養型と**嚢子**（**シスト**）または**嚢胞体**（**オーシスト**）の2つの型で生存している（図9）。一般的に栄養型は生体内では活動性であるが、体外では長く生存することはできない。一方、シストまたはオーシストは環境中でも数日からそれ以上生存することができ、これが体内に侵入することによって感染する。

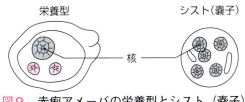

図9　赤痢アメーバの栄養型とシスト（嚢子）

　原虫の多くは河川や下水、いろいろな動物を宿主として生存している。ヒトに病原性を示す原虫は各種存在し、日和見感染症を起こす原虫も知られている。衛生状態が向上した先進国で感染症例は減少したものの、原虫による汚染は世界広域に認められる。

赤痢アメーバ

　ヒトに病原性を有するアメーバで、腹痛、粘血便を症状とする**アメーバ赤痢**を引き起こす。アメーバ赤痢は慢性化し再発を繰り返すことが多く、**肝膿瘍**を併発する。東南アジアやインドなどで感染することが多い。先進国では同性愛者の STI の病原体でもある。

　栄養型とシストの型があり、栄養型は生体外では12時間以内に死滅してしまうが、シストは水中などで長く生存することから、主な感染源となる。両者ともに熱と乾燥に弱い。

アカントアメーバ

　アカントアメーバは、環境の水や土壌に広く存在する。**アカントアメーバ症**のうち、**アカントアメーバ角膜炎**は健常者でも起こる。特にコンタクトレンズの不適切な使用による感染が多く報告されており、重症化すると失明に至る場合がある。

　症状は、眼の異物感、激しい眼痛、流涙、視力障害などがある。慢性化すると治療が困難となるため、早期発見、早期治療が必要である。

ランブル鞭毛虫（図10）

　ジアルジア症の病原体である。

　シストに汚染された食物や水を経口摂取することによって感染する。ヒトの小腸や胆道系に寄生し、下痢や胆嚢炎を引き起こす。免疫不全により重症化し、

同性愛者間での感染が報告されている。

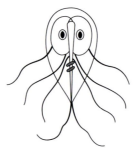

図10　ランブル鞭毛虫（栄養型）の虫体

クリプトスポリジウム

世界中に広く分布する原虫で、オーシストに汚染された水を経口摂取することで感染する。

日本においても、クリプトスポリジウムに汚染された**水道水**による集団感染が発生した。

塩素に**抵抗性**を示すことから消毒後の水道水中でも生存する。免疫不全者やAIDS患者に日和見感染症を起こす。

腟トリコモナス

世界中に広く分布し、ヒトの腟や尿道に寄生する。栄養型のみで、**STI**の原因となる原虫である（図11）。女性に感染しやすく、症状も強い（**トリコモナス腟炎**）。人工培地で培養することが可能で、培地中で活発に動き回る様子が観察できる。

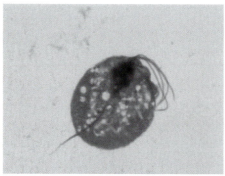

図11　トリコモナス原虫の虫体
（北海道医療大学　松尾淳司教授よりご提供）

トキソプラズマ

世界中に広く分布し、栄養型が宿主の細胞の中で分裂を繰り返し増殖する。

トキソプラズマを持つイヌ、ネコ、ブタの唾液や尿、またはブタ、ヒツジの肉から経口や気道、粘膜などから感染する。多くは不顕性感染であるが、免疫不全などによって急性症状が出ることがある。

妊娠中の母体が初感染した場合に栄養型が胎児に移行（経胎盤感染）し、流産を引き起こす。妊娠後期に初感染した場合、胎児に**水頭症**（**脳水腫**）など重篤な障害を引き起こすことがあり、これらを**先天性トキソプラズマ症**とよぶ。

マラリア原虫

マラリアは、ハマダラカ（蚊）によって媒介される熱性疾患である。おもに熱帯から温帯にかけて広く分布する。ヒトの体内では無性生殖が行われ、1回の無性生殖が完了するまでの時間がマラリア原虫の種類によって異なる。**三日熱マラリア**、**卵形マラリア**は約48時間、**四日熱マラリア**は約72時間、**熱帯熱マラリア**は24時間～48時間である。マラリアの熱発作の間隔の差はこの時間によるものである。なかでも熱帯熱マラリアに感染すると症状が急性に進行し、死に至ることがある。国内においても第2次世界大戦後に流行が見られたが、現在では生活様式の向上により土着マラリアはない。現在、日本では**輸入感染症**として年間約30例（**三日熱マラリア**、**熱帯熱マラリア**）報告されている（**図12**）。マラリア流行地へ渡航する際は、抗マラリア薬の予防内服を行うことが望ましい。

微生物と感染症

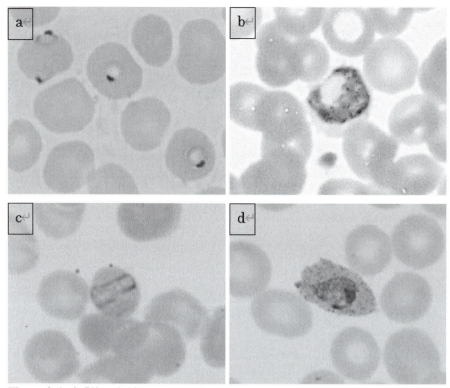

図12 赤血球感染の各種マラリア原虫像
a：熱帯熱マラリア原虫（リングフォーム：輪状体が見られる）
b：三日熱マラリア原虫（感染赤血球の膨化が見られる）
c：四日熱マラリア原虫（バンドフォーム：帯状体が見られる）
d：卵形マラリア原虫（感染赤血球の卵形化が見られる）

（国立国際医療研究センター研究所　狩野繁之部長よりご提供）

トリパノソーマ

ツェツェバエによって媒介され、**睡眠症**を引き起こす。類似した病原体に**シャーガス病**トリパノソーマがあり、**サシガメ**によって媒介される。アフリカや中南米で流行が見られる。

リーシュマニア

サシチョウバエによって媒介され、**カラアザール**（内臓リーシュマニア）の原因となる**ドノバンリーシュマニア**と、皮膚の潰瘍性肉芽腫の原因となる**熱帯リーシュマニア**がある。熱帯、亜熱帯で流行が見られる。

▶▶▶ プリオン

　伝達性海綿状脳症（**プリオン病**）の病原因子である。プリオンは微生物ではなく、**感染性**の**たんぱく質**である。正常なプリオンが**異常プリオン**に変異し、神経細胞を死滅させる。異常プリオンはたんぱく分解酵素や熱、化学薬品に対する抵抗性を示すことから処理が困難である。完全な感染性の消失は焼却である。

　プリオン病は長い潜伏期間の後に発症し、徐々に進行して死に至る中枢神経変性疾患である。**狂牛病**（**牛海綿状脳症：BSE**）のウシから感染した**クロイツフェルト・ヤコブ病**（**CJD**）や、食人儀式として死者の脳を食べて弔う行為として経口感染が広がったクールー病は、ヒトの代表的なプリオン病である。狂牛病は1986年にイギリスで確認されたウシの疾患で、その後ヨーロッパ諸国や日本でも発生が確認されている。

感染症の診断と治療

感染症の診断は、患者の病巣から**起炎微生物**（病原体）を検出することである。しかしながら、多くの微生物は人工の培地に発育することができない、または発育するまでに長い期間を要することから、培養による病原体の検出が困難で診断ができない。そのため、検出が困難な病原体に対しては、その抗原を検出する**免疫学的診断**や遺伝子を検出する**遺伝子学的診断**が応用されている。

▶▶▶ 細菌学的診断

一部を除く細菌は人工培地に発育することから、培地を用いた培養検査による診断がゴールドスタンダードである。培養によって菌体を検出することは治療に適した抗菌薬を選択したり、また後の疫学解析に菌体を利用したりできるなど多くの利点がある。

ただし、ヒトの体には多くの常在菌が生息していることから、無菌である部位を除き、これら常在菌の中から**起炎菌**を検出することは容易ではない。また、菌によっては体外で極めて不安定で短時間で死滅してしまうことから、取り扱いには細心の注意が必要である。さらに、患者の病態から起炎菌を推定して検査を行う必要があることから、患者の詳細な情報（年齢、基礎疾患、病歴、発症前の行為や摂食物など）が不可欠である。

検体の採取と取り扱い

検体とは、感染病巣における起炎菌を含む**生体材料**のことである。体内から取り出された起炎菌の多くは極めて不安定で、時間とともに著しく減少してしまう。また、感染症の時期によっては起炎菌の量が極めて少なくなっていることもある。よって検体は、汚染を避け無菌的にできる限り十分な量を採取し、採取後はただちに検査を行う。やむを得ずただちに検査を行えない場合には、適切な保存（輸送）容器を用い、適切な温度で保存する必要がある。ただし、適切な保存（輸送）容器を用いたとしても限界があるので、十分に理解したうえで利用する。表1は ASM（American Society for Microbiology；米国微生物学会）が定める検体の種類と保存、採取から検査までの限界を示している。いずれも1～2時間以内に検査しなければならない。

基本的には直ちに検査室へ提出し、保存には適切な輸送容器を用いる必要がある。

表1　検体の提出および保存における注意事項

検体または目的菌	検体の提出および保存方法
血液（血液培養ボトル）	・血液培養装置に装填するまでは室温保存 　装置での培養開始が著しく遅延（4〜12時間以上）する場合は、検査室から受領を断られる可能性あり
脳脊髄液	・原則保存せず、直ちに検査室に提出
体液（血液、脳脊髄液、尿を除く）	・無菌部位からの体液は、受領後ただちに処理をする
喀痰および下気道検体	・可能な限り速やかに提出する 　室温の場合は2時間以内 　2-8℃であれば24時間以内 　（ただし、4時間を超えると、肺炎球菌、インフルエンザ菌などの培養困難な病原体の回収ができず、上気道由来の常在菌が増殖することがある）
糞便（好気性菌を目的とする場合）	・直ちに検査室に提出 　あるいは輸送培地に入れ、4℃で24時間以内
淋菌を目的とする検体	・検体を培地に塗布し、炭酸ガス充填し、可能な限り速やかに検査室に提出（24時間が望ましい） 　輸送用スワブの場合、可能な限り速やかに提出、6時間以内が望ましい
尿	・可能な限り速やかに提出 　2時間以内に検査室に到着しない場合は、冷蔵で24時間以内 　淋菌を疑う場合、冷蔵保存はせず、室温にて速やかに提出する
B群溶血レンサ球菌	・輸送用スワブにて、可能な限り速やかに、24時間以内がのぞましい
創部膿瘍・軟部組織	・可能な限り速やかに提出する（30分以内） 　輸送スワブの場合、24時間以内

(Amy L. Leber et al : Clinical Microbiology Procedures Handbook. 5th ed. ASM Press, Washington DC, 2023より改変)

　また、基本的なことではあるが、検体とその依頼書は必ず一致していなければならず、どちらかに不十分な記載（記入漏れなど）がある場合には検査を行ってはならない。その場合、ただちに主治医や責任者に問い合せ、是正をする必要がある。細菌学的検査には検体すべてを処理してしまう場合があること、さらに時間が経過した検体からは正しい結果が得られないので、同じ検体を用いた再検査ができないためである。また、感染症診断を目的として1つの検体で**細菌学的検査、免疫学的検査、遺伝子学的検査**など複数の検査を行ってはならない。検体量が不十分となり、いずれの検査も正しく行われなくなる恐れがあるからであり、必ず検査毎に検体を採取する必要がある。

塗抹鏡見検査

　採取した検体をその場（検査室など）で顕微鏡を用い観察する検査である。

検体をスライドガラスに塗抹し、染色を行い、炎症所見や病原菌体を観察する。標準的な染色は**グラム染色**で、熟練した検査員であれば原因菌種の推定まで容易であり、培養検査の方針に役立つ。その他莢膜や芽胞を染色するもの、抗酸菌を染色する特殊染色がある。

グラム染色

グラム染色は細菌の構造の特性を利用して、形態と構造を分類、観察できるようにする染色法である。また、臨床材料（喀痰、尿など）をグラム染色すると菌体だけでなく、**炎症細胞**（好中球など）や誤嚥による**食物残渣**なども観察することができ、最も早く簡便な感染症診断法のひとつである。

本来、グラム染色は臨床検査室で実施するのが一般的であるが、**光学顕微鏡**があれば特殊な器具は必要なく、その場で簡便に実施できることから、検査室がない、または技師が不在の時間帯や緊急性を要する場合には、病棟でも実施が可能である。一部の医療施設では、医師や薬剤師が現場でグラム染色を実施しているケースもあり、近い将来、専門教育を受けた看護師も病棟で実施できるよう期待を込めて原理と手順について記載する。

塗抹標本の作製

まず、検体をスライドガラスに綿棒などを用いて広く塗りつける。そのまま自然乾燥（または送風乾燥）させた後、**100%メタノール**に浸し**固定**、乾燥させる。

染色（図1）

①**先染色**：Ⅰ液（クリスタル紫）を標本スライドに浸し、約1分間放置して、流水で十分に洗い流し、水を切る。

 −菌体すべてがクリスタル紫によって紫に染まる−

②**媒染**：Ⅱ液（ルゴール液）を標本スライドに浸し、約1分間放置して、流水で十分に洗い流し、水を切る。

 −細胞壁のペプチドグリカン層にクリスタル紫が反応し沈着する−

③**脱色**：無水（純）アルコールを標本スライドに浸し、15〜20秒間標本を軽く揺らしながら脱色して、流水で十分に洗い流し、水を切る。

 −クリスタル紫で染色されたペプチドグリカン層以外はすべて脱色される−

④**後染色**：Ⅲ液（フクシン）を標本スライドに浸し、約1分間放置して、流水で十分に洗い流し、水を切り、乾燥させる。

 −ペプチドグリカン層を含む菌体全体がフクシンで赤く染まる。しかし、グラム陽性菌は厚いペプチドグリカン層に覆われているため、紫に染まった菌体に赤色の色素をかさねても紫色の色素が強いため紫色に観える−

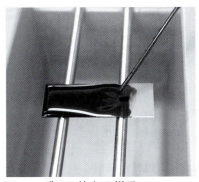 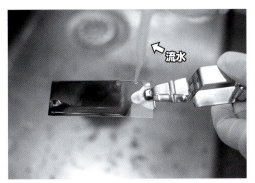

図1　グラム染色の様子

鏡検

標本スライドにイマージョンオイルを滴下し、油浸レンズにて顕微鏡観察（1,000倍～2,000倍）を行う。

原理に示した通り、厚いペプチドグリカン層を有する菌体は**紫色**に（**グラム陽性**）、薄いペプチドグリカン層の菌体は**紅色**（**グラム陰性**）に染まる（図2）。また、検体中の好中球は核が赤紫に、周りは薄い紅色に染まる。

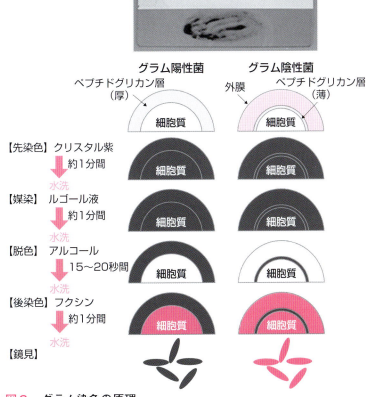

図2　グラム染色の原理

実際の喀痰をグラム染色した鏡検像を図3に示した。細菌を貪食している好中球や菌体が観察できる。

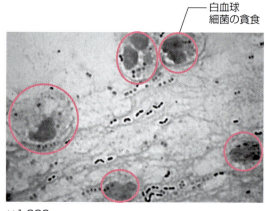

×1,000
図3 喀痰のグラム染色像

（小栗豊子：臨床微生物検査ハンドブック、三輪書店、1997より）

培養同定検査

グラム染色の結果や患者の情報、検体の性状（外観、臭気など）から、目的とした菌種の発育に適した培地を用いる。一般的には**非選択培地**と目的とする菌種が優位に発育する**選択培地**を用いる。発育した集落（菌）はグラム染色により、形態と染色性から一次分類し、**確認培地**による糖やアミノ酸利用能、酵素産生性などの**生化学的性状**から**同定**名を決定する。このような生化学的性状試験以外に、菌の抗原性（血清型）により同定を行う生物学的性状試験も多く利用される。これら性状試験がキットとして組み込まれた自動装置もある。

▶▶▶ 免疫学的診断

検体から病原菌を抗原として直接検出する**抗原抗体反応**の原理を応用した検査法である。人工培地に発育しないウイルスや毒素の検出には、免疫学的検査法が用いられる。**凝集反応**（ラテックス、赤血球など）、**標識抗体法**（蛍光抗体、酵素抗体など）などが広く利用されている。近年では簡便かつ迅速な**イムノクロマト法**が応用され、臨床で利用されている。

ラテックス凝集反応（図4）

検体中の病原体を**抗原**としてそれに対する**抗体試薬**を反応させ、重合体をつくり、凝集塊を肉眼的に観察して陽性（病原体の存在）を判定する方法である。

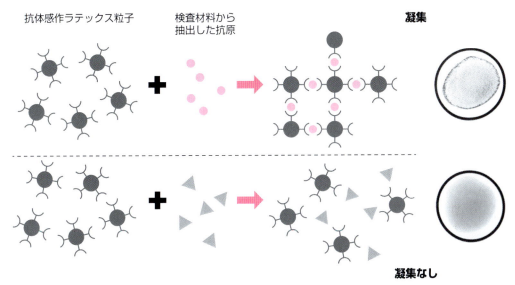

図4　ラテックス凝集反応

イムノクロマト法（図5）

近年最も多く利用されている免疫学的迅速診断検査法である。濾紙上での抗原抗体反応を原理とした検査方法である。縦長の濾紙端に抗原（病原体）を抽出処理した試料液を接種すると、拡散の原理によって反応エリアまで進行し、予め塗布されていた抗体と標識マークが反応し、肉眼的に色素（ライン）が見える仕組みになっている。

インフルエンザなどの迅速診断検査として用いられ、SARS-CoV-2（新型コロナウイルス）、A群溶血連鎖球菌の検出、ノロウイルス検出、便中ヘリコバクター・ピロリ抗原検出など、項目も増えている。ベッドサイドで行われる迅速感染症診断として **Point of Care Testing（POCT）** とよばれている。今後も迅速な感染症診断として有用な免疫学的診断法のひとつである。

感染症の診断と治療

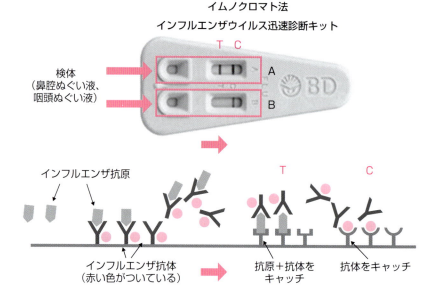

図5 イムノクロマト法による迅速診断と原理

▶▶▶ 遺伝子学的診断

遺伝子増幅法

　検体から病原体の遺伝子を直接検出する方法である。**遺伝子増幅法（PCR など）** が開発され、検体中の少ない病原体（の遺伝子）でも増幅することによって検出する（図6）。また病原体そのものに限らず、病原体の毒素遺伝子、薬剤耐性遺伝子そのものを検出することができる。

　培養では発育しない病原体（ウイルスなど）や、発育が遅い病原体（結核菌など）の遺伝子を増幅することによって検出する。遺伝子を検出する方法なので、原理的には存在する微生物すべてに対応可能である。ただし、遺伝子があれば増幅するので、死滅した病原体や感染を起こしていない微生物（共存菌など）も検出してしまうことから、臨床症状などと合わせて診断が必要である。

遺伝子学的検査は、病原体の抗菌薬耐性因子および毒素などの検出においても活用されている。

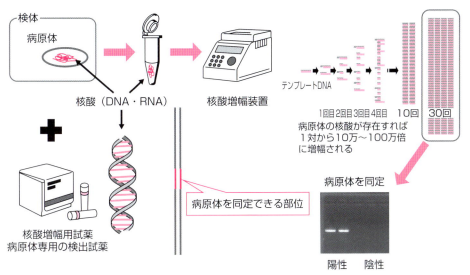

図6　遺伝子増幅（PCR）法を用いた迅速検査

パルスフィールドゲル電気泳動（Pulsed-Field Gel Electrophoresis；PFGE）

　いわゆる指紋解析（**フィンガープリンティング**）によるDNA鑑定のひとつである。病原菌の染色体DNAを取り出し、制限酵素によって切断してそのパターンを読み取る方法である。例えば同じ菌名でも、個々に**染色体DNA**は異なることから、同一株でない限りPFGEでは異なったバンドパターンを示す。逆に、同一株であれば同じバンドパターンとなる。この検査法を利用して、病院内で同じ菌種が同時に複数の患者やその周辺から検出された場合、PFGEを用いて同一株の水平伝播か否かによって、病院感染かどうかを判断する指標となる（図7）。

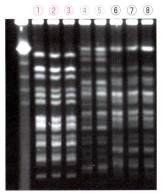

No.	患者	PFGEパターン
①	I. M.	A
②	O. M.	A
③	S. S.	A
④	N. Y.	B
⑤	M. R.	B
⑥	M. T.	C
⑦	T. K.	C
⑧	A. K.	C

図7　異なる患者から分離されたMRSAのPFGEパターン

▶▶▶ 検査と報告

緊急報告

感染症診断検査の結果は患者の生命に影響するだけでなく、社会公衆疫学的にも大きな影響をおよぼす場合がある。例えば、血液や髄液などの無菌材料から病原体が検出された場合、いかに速やかに適切な処置が行われるかによって患者の予後に大きく影響する。一方、結核の診断や髄膜炎菌の検出は社会的にも大きな影響をおよぼす。従ってASMでは、感染症検査結果によっては**パニックバリュー**（緊急値）としてその項目があげられている（表2）。

表2 微生物検査における緊急報告（抜粋）

1	髄液の鏡見検査における微生物検出
2	関節液の鏡見検査における微生物検出
3	クリプトコッカス抗原陽性
4	髄液からの肺炎球菌、B群溶血連鎖球菌、髄膜炎菌、インフルエンザ菌b型抗原検出
5	抗酸菌染色陽性
6	血液培養陽性（コンタミネーションを除く）
7	髄液培養陽性
8	血液塗抹標本におけるマラリア陽性
9	眼科検体における緑膿菌、バチルス菌培養陽性
10	結核菌培養陽性
11	腸管出血性大腸菌 O157：H7 培養陽性
12	病原性ナイセリア培養陽性
13	妊婦（35週〜37週の培養）のB群溶血連鎖球菌培養陽性
14	その他 …

抗菌薬感受性

細菌学的検査によって起炎菌が明らかになった場合、菌種によっては**抗菌薬**による**化学療法**が必要となる。起炎菌に最も有効な抗菌薬を選択する指標となるのが、**抗菌薬感受性試験**である。

ディスク拡散法

菌を一面に塗り広げた培地に、抗菌薬がしみ込んだ濾紙（**感受性ディスク**）を置き、培養後ディスクの周りに生じる未発育帯（**阻止円**）の大きさから**感受性**（S）、**耐性**（R）を判定する方法である（図8）。

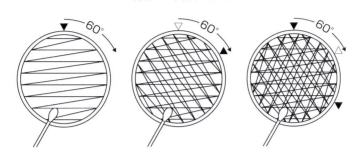

図8 ディスク感受性検査と判定

希釈法

MIC（Minimum Inhibitory Concentration：最小発育阻止濃度）法とよばれる方法で、抗菌薬の2倍希釈系列（……8、4、2、1、0.5、……μg/mL）を含ませた培地に菌を接種し、どの濃度まで発育するかを見る方法である（図9）。発育を阻止した最小の濃度をMICと表記する。値が低いほど活性が高い抗菌薬と判定する。寒天培地、液体培地を用いる方法がある。検体から培養した菌を用いて、自動で同定から感受性まで測定する装置が開発され、普及している。

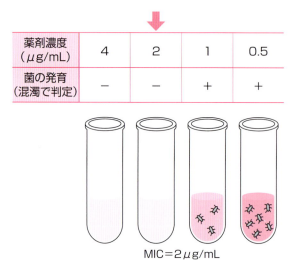

図9 希釈法による薬剤感受性

感受性の判定と基準

これらの抗菌薬感受性試験によって得られる値は、阻止円径（mm）またはMIC値（μg/mL）である。阻止円径が大きい、またはMIC値が小さいことによってその抗菌薬が試験菌に対する活性が強いことは判断できるが、生体で効くかどうかは判断できない。いくら抗菌薬の活性が強くても、感染病巣に移行しなければ効果は得られないからである。逆に抗菌薬が効かない耐性（菌）の判断は、数値だけでは判断できない。

その抗菌薬が、治療効果が期待できる「**感受性**」または効果がない「**耐性**」を判断するモノサシが必要である。これらを判断する国際的基準（モノサシ）として、**CLSI（Clinical and Laboratory Standards Institute）ガイドライン**が日本においても広く利用されている。

CLSIガイドラインの中には菌別にそれぞれの抗菌薬の判断基準が定められており、感受性検査によって得られた数値（阻止円径やMIC値）から、耐性か感性かを判定することができる。例えば患者から分離された緑膿菌に対するレボフロキサシン（Levofloxacin）のMICが16μg/mLの場合、CLSIの基準では耐性は≧8μg/mL（8μg/mL以上）のため、この菌は耐性（R）と判定され、レボフロキサシンが効かない菌であると判断される（表3）。

これらの「感受性」や「耐性」の判定基準（モノサシ）を**ブレイクポイント**とよび、数万例におよぶ臨床の治療効果とその薬剤の**体内動態（吸収・排泄）**のデータから、科学的な根拠に基づいて作成されている。

表3 CLSIガイドラインによる判定基準（緑膿菌）

Test/Report Group	MIC Interpretive Criteria(μg/mL)		
	S	I	R
Fluoroquinolones			
Ciprofloxacin	≦1	2	≧4
Levofloxacin	≦2	4	≧8

▶▶▶ 化学療法

　化学療法とは、天然物質から抽出したものや合成された化学物質を用いて病原微生物を殺菌または静菌し、感染症を治療する方法である。癌細胞の増殖を阻害する化学物質も同様に化学療法薬に分類される。

抗菌薬

　細菌に作用して発育を阻害する薬剤である。**抗菌薬**は細菌に特異的に働き、菌の分裂を止めたり、菌そのものに作用して殺菌し、菌が増えることを阻害している。その作用（働き）は抗菌薬の種類によって大きく異なり、菌が分裂する部位に薬がくっついて分裂を止めるもの、菌が生育するためのたんぱく合成（細胞のもととなるものをつくる）や遺伝子の複製を阻害するものなど、さまざまである（図10）。このような菌に対する作用の仕方を**作用機序**とよぶ。作用機序の違いによって菌への効果は異なってくる。

　簡単な例をあげると、菌の分裂に作用した場合、菌は分裂できなくなるのみで、ただちに死ぬことはない。このような作用を**静菌的作用**といい、**ペニシリン系**抗菌薬、**セフェム系**抗菌薬などの抗菌薬がその代表である。この場合、生体中の白血球、貪食細胞などと協力して病原体を排除する。

　一方、抗菌薬が菌のたんぱく合成、DNA複製に作用した場合、菌は自身の細胞をつくることができなくなり死んでいく。こうした作用を**殺菌的作用**といい、**アミノ配糖体系**抗菌薬や**キノロン系**抗菌薬などの抗菌薬がその代表である。

　以上のように、抗菌薬はさまざまな作用機序によって菌の分裂を止めたり殺したりして、その役割（抗菌）を果たしている。

感染症の診断と治療

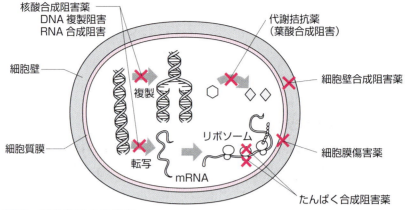

図10　抗菌薬の作用機序

β-ラクタム系

　細菌の**細胞壁合成**を阻害し、静菌または一部殺菌的に働く。**ペニシリン系**抗菌薬および**セフェム系**抗菌薬などが含まれ、化学構造に**β-ラクタム環**を持つ。ペニシリン系抗菌薬はグラム陽性菌に、セフェム系抗菌薬はグラム陽性菌に加えグラム陰性菌にも抗菌作用を持つ。**モノバクタム系**抗菌薬、**カルバペネム系**抗菌薬も β-ラクタム系抗菌薬に属する抗菌薬である。カルバペネム系抗菌薬は、グラム陽性菌、グラム陰性菌に強い抗菌作用を持ち、さらに緑膿菌に対しても抗菌作用を持つ新しく改良された抗菌薬である。

アミノ配糖体系

　細菌の**たんぱく合成**を阻害し、殺菌的に作用する。化学構造にアミノ基を持つ。グラム陽性菌、陰性菌に幅広く作用するが、嫌気性菌には無効である。

マクロライド系と類似薬

　細菌の**たんぱく合成**を阻害し、静菌的に作用する。グラム陽性菌に抗菌作用を有し、マイコプラズマ、リケッチア、クラミジアにも抗菌作用がある。

クロラムフェニコール系

　細菌の**たんぱく合成**を阻害し、静菌的に作用する。グラム陽性菌、陰性菌に抗菌作用を有し、リケッチア、クラミジアにも抗菌作用がある。

テトラサイクリン系

　細菌の**たんぱく合成**を阻害し、静菌的に作用する。グラム陽性菌、陰性菌の他にマイコプラズマ、リケッチア、クラミジアにも抗菌作用がある。

グリコペプタイド系

　細菌の**細胞壁合成**を阻害し、殺菌的に作用する。グラム陽性菌に強い抗菌作用を有する。バンコマイシンはMRSAに対する特効薬であるが、抵抗性を示

すMRSAも報告されている。

キノロン系
　細菌の**DNA複製**を阻害し、殺菌的に作用する**合成抗菌薬**である。グラム陽性菌、陰性菌に幅広い抗菌作用を有し、マイコプラズマ、リケッチア、クラミジアにも極めて強い抗菌作用を示す。

オキサゾリジノン系
　細菌の**たんぱく合成**を阻害する。**50Sリボソーム**のサブユニットに特異的に結合し、たんぱく合成の初期段階を阻害し、強い抗菌作用を発揮する。グラム陽性菌に強い抗菌作用を有し、MRSA、バンコマイシン耐性腸球菌（VRE）の特効薬として用いられている。

環状リポペプチド系
　ダプトマイシンはグラム陽性菌の細胞膜にカルシウムイオン濃度依存的に結合および浸透し、膜電位の脱分極を引き起こし、カリウムイオンを流出させる。その結果、たんぱく質、DNAおよびRNAの合成を阻害し、溶菌を引き起こすことなく細菌を死滅させる。バンコマイシン耐性を含むMRSAやVREにも有効である。

抗真菌薬
　真菌に対して作用し、発育を阻害する薬剤である。

ポリエン系
　真菌の細胞膜に作用し、膜障害を引き起こす。この系統薬の**アムホテリシンB**は現在最も効力の強い抗真菌薬であるが、副作用が強いことから、改良型のアムホテリシンBのリポソーム製剤（アムビゾーム®）が開発され、利用されている。

アゾール系
　真菌の細胞膜の脂質成分である**エルゴステロールの合成を阻害**する。イトラコナゾール（itraconazole）、フルコナゾール（fluconazole）、ボリコナゾール（voriconazole）などが市販され用いられている。

キャンディン系
　真菌細胞壁の主要成分である**1-3-β-D-グルカン合成**を阻害する。最近開発された新しい抗真菌薬で、強い殺真菌作用を示し、比較的副作用が少ない。ミカファンギン（micafungin）、キャスポファンギン（caspofungin）などが市販され用いられている。

ピリミジンアナログ系

真菌細胞膜のシトシン透過酵素を介して真菌細胞内に選択的に取り込まれた後、脱アミノ化されて5-フルオロウラシルとなり、核酸合成系などを阻害する。**フルシトシン（5-FC）**が市販され用いられている。

抗ウイルス薬

従来ウイルスに対する直接的な治療薬はなく、ワクチンやグロブリン製剤による間接的な防御対策が取られてきた。現在では代表的な抗ウイルス薬として、**抗ヘルペス薬**のアシクロビル（aciclovir）や**抗インフルエンザ薬**のオセルタミビル（経口、oseltamivir）、ラニナミビル（吸入、laninamivir）、ペラミビル（注射、peramivir）などが開発され、広く用いられ、優れた効果をあげている。また抗肝炎ウイルス薬や**抗HIV薬**の開発も進み、臨床で高い治療効果をあげている。

▶▶▶ 抗菌薬耐性菌

抗菌薬の作用機序が何らかの形で妨害され、菌に作用できなくなると、菌は抗菌薬の影響を受けずに分裂して、増えることができるようになる。このような菌を**抗菌薬耐性菌**とよぶ。

自然耐性と獲得耐性

私たちの身近にいる細菌には、抗菌薬（抗生物質）が発見される前からもともと抗菌薬に抵抗する菌が存在し、そのようなことを**自然耐性**とよぶ。この自然耐性には、菌の構造によるものや、もともと菌が持っていた酵素が抗菌薬を分解することができる場合がある。

一方、**獲得耐性**とは、抗菌薬と触れているうちに徐々に抵抗力を得るようになる場合や、細菌の分裂過程で遺伝子の突然変異が起こり抵抗する能力を得る場合など、後天的な耐性を意味する。さらに他の耐性菌から遺伝情報の書き換えプログラムのような**プラスミド**などを受け取り、耐性の遺伝子を獲得する場合もある（図11）。

抗菌薬に対して耐性となる仕組みは、大きく3つの機序によって成り立っている（図12）。

①抗菌薬を分解（または修飾）する酵素を産生し抗菌薬を壊（不活化）し、作用できなくする。②抗菌薬が菌体内に入りにくいように膜をふさいだり、入っ

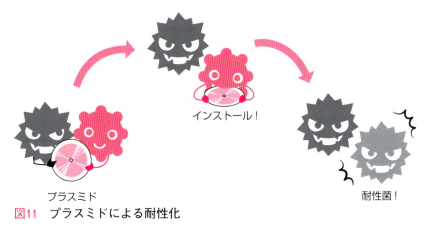

図11 プラスミドによる耐性化

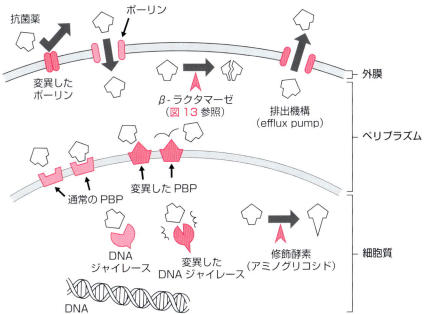

図12 主な抗菌薬耐性機構

てきた抗菌薬を菌体の外へ排出する。③抗菌薬が作用する部位を変化させ結合できなくする。こうした方法で、抗菌薬が細菌自身に作用しないように工夫している。

これらの抵抗の仕方を**耐性機構**（メカニズム）といい、ひとつの機構または複数の機構を組合わせて抗菌薬に抵抗（耐性化）する。複数の機構を持ち合わせた耐性菌を**多剤耐性菌**といい、細菌に対する作用が異なる何種類もの抗菌薬に抵抗する（耐性となる）ことから、治療に使える抗菌薬がほとんどなくなってしまうことになる。

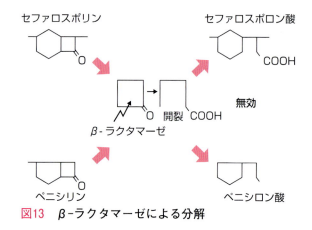

図13　β-ラクタマーゼによる分解

　耐性菌が生じて増加する仕組みとして最も一般的なのが、抗菌薬の**選択圧**による耐性菌の残存現象である。選択圧とは、何らかの圧力（抗菌薬など）に耐えたもののみが選択され生き残ることであり、自然界で例えると、適者生存による間引き現象である。ある環境で、弱いものは自然淘汰され、耐えられるものだけが生き延びる。多くの細菌は10^8〜10^{10}個に1個の割合で（菌種によってその頻度は異なる）耐性菌が含まれている。その細菌に抗菌薬による選択圧がかかると、その抗菌薬に耐えた菌（耐性菌）だけが生き延び、分裂を繰り返し増えていく。細菌の分裂速度は速く、多くは20分〜60分単位で2分裂することから、選択圧によって耐性菌となるのも早い。また、分裂速度が速いため**突然変異**も起こりやすく、変異が起きた細菌が耐性菌の場合、そのまま耐性菌として増え続ける。さらに細菌同士で遺伝情報のやり取りができるので、他の耐性菌から遺伝情報の書き換えプログラム（プラスミド）などを受け取り、耐性の遺伝子を獲得して耐性菌へと変化する場合もある。臨床の現場で問題となっている耐性菌は、抗菌薬の使用量の増加とともに増えてきた**獲得耐性菌**である。

▶▶ 菌交代症

　細菌による感染症患者に抗菌薬を使い続けると、治療の対象としていた細菌が死滅し除菌されるが、その代わりに患者体内に存在していたその抗菌薬に**耐性**の細菌や真菌などが増殖し、これらの菌による感染症が起こってしまう場合がある。この現象を**菌交代（症）現象**という。抗菌薬の投与中や後に生じるMRSA腸炎、クロストリディオイデス ディフィシルによる偽膜性腸炎、クレブシエラによる出血性腸炎などがその例で、特に広域スペクトラムの抗菌薬を長期に大量投与が行われた後に起こることが多い。

▶▶ 抗菌薬適正使用

　抗菌薬の特性に基づく最も効果的な投与方法を **PK-PD 理論**という。PK（Pharmacokinetics；薬物動態）とは生体内における抗菌薬の**移行**と**排泄**で、PD（Pharmacodynamics；薬力学）とは抗菌薬の細菌に対する**作用特性**である。

　すなわち、作用の特性によって投与方法を計画して最も効果的に治療を行う方法である。

　例えば抗菌薬が細菌に対して**濃度依存的**な**殺菌作用**を示す場合、1回の投与量を多くし、**最高血中濃度**を高くする。また、**時間依存的**な殺菌作用や**静菌的**な作用を示す場合、血中の抗菌薬濃度が MIC を上回る濃度（Time above MIC）を維持するように、1日に複数回投与する（図14）。

　このように、最も治療効果が得られるように抗菌薬の投与を行うことを**抗菌薬適正使用**といい、同時に耐性菌を生じさせにくい治療法であるといえる。

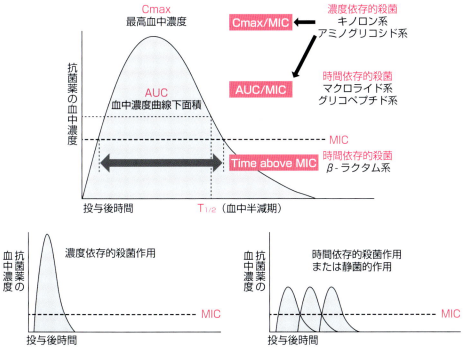

図14　抗菌薬の効果と相関する PK-PD パラメータ

あとがき

　私は長年勤務した民間の登録衛生検査所より大学に赴任し早16年が経過し、その間病院や医療関連施設に限らず、社会における感染対策の重要性を痛感した。特に2019年から現在も続いている新型コロナウイルス感染症のパンデミックは私たち人類の生活環境を大きく変えるインパクトをもたらした。この間、改めて考えたことは、微生物は常に変化し、地球環境に適応し、種の保存をしようとすることである。これに対して私たちは従来の概念では到底対処することができず、その変化を受け入れ、どのように生きていくのかを考える土台（基礎）を身につける必要があることを実感した。とは言うものの本書で学ぶほとんどの学生は、高校を卒業して間もなく、感染症とその防御について科学的根拠に基づいた知識を理解してもらうことは至難の技であった。10年前に発刊した本書の初版では、見えない微生物（病原体）やその伝播経路、様式をどのように見せていくか、出版社と何度も協議しイラストを駆使しながら、看護師を目指す学生向けの教科書が完成した。その後、約10年の月日が流れ、新しい感染症の台頭、人の移動の激化、温暖化や自然災害など社会を取り巻く環境の変化とともに感染症に対する概念も大きく変化した。このようなドラスティックな変化にあわせ本書の改訂に至った。当然、今後も感染症とその動向は常に変化していくものであるが、今回の改訂版では、最新の知見を織り込み、できる限りわかりやすく凝縮した内容になったと自負している。是非とも一読して評価をいただきたい。

　最後に、大学で教鞭をとりながら研究に没頭できることは教員として冥利に尽きることである。加えて、将来に本書を残せることも極めてありがたいことである。本書は、おそらく私が教員として現役で執筆する最後の改訂版となると思う。

　今回、改訂の機会を与えていただいたヴァンメディカルの伊藤社長、専門的な立場から多大な助言と協力をいただいた本学、免疫学講座の内藤 拓博士、改訂作業に終始協力してくれた勝瀬明子准教授と金坂伊須萌講師に深謝する。

索引

■あ
アウトブレイク　19, 26, 68
アエロモナス属　65
アエロモナス ハイドロフィラ　65
アカントアメーバ　95
　　―症　95
　　―角膜炎　95
亜急性硬化性全脳炎　91
アクチノマイセス属　72, 78
アクネ菌　57, 73
アシクロビル　114
アシネトバクター属　68
アスペルギルス属　82
アゾール系　113
アデノウイルス　86
アナフィラキシー反応　34
アミカシン　67
アミノ配糖体系　112
アムビゾーム　113
アムホテリシンB　113
アメーバ　95
　　―赤痢　20, 95
アモキシシリン　74
アルサス型アレルギー　34
アルベカシン　58
アレルギー　34
アンピシリン　60, 66

■い
異好抗体　86
異染小体　70
イソニアジド　77
イソプロパノール　43
Ⅰ型アレルギー　34
一類感染症　49, 50, 52
一種病原体等　50
遺伝子学的診断　106
遺伝子増幅法　76, 106
イトラコナゾール　113
イナビル　90
易熱性毒　17
イミペネム　67
イムノクロマト法　104, 105, 106
インターフェロン　93
インターロイキン　35
インフルエンザ　15, 29, 90
インフルエンザウイルス　13, 14, 20, 38, 89, 90
インフルエンザ菌　29

■う
ウイルス　19, 53, 54, 84
　　―性肝炎　93
　　―性出血熱　24
ウインドウ期　92
ウエストナイルウイルス　25, 88
ウエストナイル熱　25, 49, 88
ウエルシュ菌　72
牛海綿状脳症　99
ウレアプラズマ属　78, 79

■え
エアロゾル感染　15, 89
エアロゾル粒子　15
エイケネラ コローデンス　66
液性免疫　27, 29
壊死性筋膜炎　65
エタンブトール　77
エピデミック　26
エボラ出血熱　24, 25, 52, 94
エムポックス　20, 86
　　―ウイルス　20, 86
エリスロマイシン　78
エルシニア属　63
塩化ベンザルコニウム　43
エンデミック　26
エンテロコリチカ　64
エンテロトキシン　58
エンテロバクター　64
エンベロープ　43, 89

■お
黄色ブドウ球菌　17, 58
黄熱　16, 26
オウム病　20, 80
小川培地　75
オキサゾリジノン系　113
オキシドール　45
オーシスト　94
オセルタミビル　90, 114
おたふくかぜ　91
オートクレーブ　40, 41

■か
回帰熱ボレリア　74
疥癬　22, 23
外毒素　71
外膜　55
化学療法　108, 111
化学療法薬　111
獲得耐性　114

獲得免疫　27
過酢酸　43
過酸化水素水　45
ガス滅菌　43
仮性結核菌　64
学校感染症　52
学校保健安全法　52
ガードネレラ バジナーリス　66
化膿性髄膜炎　66
化膿連鎖球菌　60
ガフキー号数　76
カプシド　84
芽胞　40, 42, 44, 45, 55, 56, 70, 72
カルバペネム系抗菌薬　64, 67, 68, 112
肝炎ウイルス　86, 93
肝癌　93
肝硬変　93
カンジダ属　81
カンジダ膣炎　81
間質性肺炎　80
環状リポペプチド系　113
感染経路　13, 14, 15, 24, 36, 38
感染症指定医療機関　51
感染症法　49, 51, 52
感染性心内膜炎　60
乾熱滅菌　41, 42
カンピロバクター　20, 25
　　― ジェジュニー／コリ　66
　　―属　17, 66
　　― フィーカス　67

■き
基質特異性拡張型β-ラクタマーゼ　63
寄生虫　17, 53
キノロン系　113
偽膜　71
偽膜性腸炎　72
ギムザ染色　74
逆性石けん　43, 45
キャスポファンギン　113
キャンディン系　113
急性嘔吐下痢症　87
急性糸球体腎炎　34
急性灰白髄炎　29, 87
キューティバクテリウム　57
　　―属　73
狂牛病　99
狂犬病　20, 25, 26, 92
凝集反応　104

索引

莢膜　55, 56, 60, 102
巨大細胞　86
緊急値　108
菌交代現象　81, 116
菌交代症　116

■く

空気感染　15, 38, 91
クオンティフェロン　76
クラミジア　78, 79
　―属　80
　―トラコーマ　20, 80
クラミドフィラ属　80
グラム陰性　103
　―桿菌　62
　―球菌　61
グラム染色　102, 103, 104
グラム陽性　103
　―桿菌　70
　―球菌　58
グリコペプタイド系　112
クリスタル紫　102
クリプトコッカス症　20
クリプトコッカス属　82
クリプトコッカス ネオフォルマンス　20, 82
クリプトスポリジウム　19, 25, 96
クリミア・コンゴ熱　52, 94
グルコン酸クロルヘキシジン　43, 44
グルタラール　44
グルタルアルデヒド　43, 44
クレゾール　43
クレブシエラ属　64
クロイツフェルト・ヤコブ病　99
クロストリジウム属　71
クロストリディオイデス属　71
クロラムフェニコール系　112

■け

蛍光抗体　73
蛍光法　75
稽留熱　63
劇症型A群溶血連鎖球菌感染症　26, 60
結核　25, 26, 75, 76, 77
　―菌　15, 38, 50, 75, 76, 77
　―症　75
血球凝集反応　73
血清病　34
血流感染　64, 68
下痢原性大腸菌　17, 62
検疫感染症　52
検疫法　52
原核生物　54
嫌気性菌　71, 72, 73

嫌気性グラム陰性球菌　71
検体　100, 101, 102
原虫　19, 53, 54, 94, 96
原発性異型肺炎　78

■こ

高圧蒸気滅菌　40, 42
抗インフルエンザ薬　114
抗ウイルス薬　114
光学顕微鏡　55, 102
好気性　62
抗菌薬　108, 109, 110, 111, 112, 114, 117
　―関連下痢症　72
　―耐性菌　36, 114
　―適正使用　117
口腔カンジダ症　81
口腔連鎖球菌　56
抗結核薬　77
抗原　28, 29, 33, 34, 100, 104, 105
抗酸菌　75, 78
抗酸性　75, 78
抗真菌薬　113
口唇ヘルペス　85
高水準消毒　44, 45, 46
硬性下疳　74
合成抗菌薬　113
抗生物質　114
抗体　27, 28, 29, 33, 34, 105
好中球　102, 103
後天性免疫不全症候群　20, 25, 35, 92
紅斑熱リケッチア　79
高病原性鳥インフルエンザ　20, 25, 90
抗ヘルペス薬　114
酵母様真菌　81
肛門周囲膿瘍　62
誤嚥性肺炎　73
コクサッキーウイルス　87
コクシエラ属　69
コクシジオイデス　83
黒死病　63
個人防護具　37
コプリック斑　91
ゴム腫　74
米のとぎ汁　65
コリネバクテリウム属　70
五類感染症　49, 50
コレラ　26, 50, 65

■さ

細菌学的診断　100
再興感染症　26, 49
サイトカイン　34, 35
サイトメガロウイルス　86
サイトロバクター　64

細胞質　55
細胞質膜　55, 112
細胞性免疫　27, 29, 34
細胞壁　55, 102, 112
サージカルマスク　37, 38
殺菌的作用　111
擦式消毒用アルコール　37
ザナミビル　90
作用機序　111, 114
サルコイドーシス　73
サルモネラ　20
　―属　17, 63
三種病原体等　50
三類感染症　50, 51

■し

次亜塩素酸ナトリウム　43, 44, 90
ジアルジア症　20, 95
紫外線　42
志賀赤痢菌　63
子宮頸癌　86
子宮頸管炎　61, 80
糸球体腎炎　60
死菌・不活化ワクチン　33
ジクロロイソシアヌル酸ナトリウム　44
歯周病　73
糸状様真菌　54, 82
シスト　94
歯性感染症　71, 73
自然耐性　114
自然免疫　27
市中型MRSA　59
市中肺炎　80
指定感染症　49, 51
ジフテリア　26
　―菌　70
シプロフロキサシン　67
シャーガス病　98
煮沸消毒法　42
重症急性呼吸器症候群　25, 88
重症熱性血小板減少症候群　25, 94
終生免疫　27
手指衛生　37, 47
出血性ウイルス　94
出血性大腸炎　25, 64
出血性腸炎　116
受動免疫　27, 29
シュードモナス属　67
猩紅熱　60
常在菌　56, 57, 75
常在細菌　56
消毒用エタノール　43
小分生子　82
食中毒　17, 19, 90

真核生物　54
新型インフルエンザ　26, 52
新型コロナウイルス　25, 38, 88
　　―感染症　25, 88
真菌　53, 54, 80, 81, 82, 83
新興感染症　25, 49
深在性真菌症　80, 81
腎症候性出血熱　25, 94
新生児結膜炎　61
新生児剥脱性皮膚炎　58
人畜（獣）共通感染症　19, 20

■す
垂直感染　16, 70, 74, 93
水痘　85
水頭症　97
髄膜炎　67, 82
　　―菌　61
スクラブ法　47
スタンダードプリコーション　36
ステノトロホモナス属　68
ストレプトマイシン　77
スピロヘータ　73
スペインかぜ　90
スペイン型インフルエンザ　89
スポウルディング　45
スポロトリックス属　83

■せ
性（行為）感染症　20, 61
性器ヘルペス　20, 21
静菌の作用　111, 117
成人T細胞白血病　25, 93
咳エチケット　39
赤痢アメーバ　95
　　―症　20
赤痢菌属　63
赤血球凝集素　89
接合菌類　83
接触感染　14, 38
セフェム系抗菌薬　111
セラチア マルセッセンス　64
セレウス菌　17, 70
尖圭コンジローマ　20, 21, 86
先天性巨細胞封入体症　86
先天性トキソプラズマ症　97
先天性風疹症候群　87
潜伏期間　12, 13, 17

■そ
臓器親和性　85, 90
粟粒結核　76
鼠径リンパ肉芽腫　80

■た
帯状疱疹　85
耐性機構　115
大腸菌　56, 62
耐熱性毒　17
大分生子　82
多剤耐性アシネトバクター　68
多剤耐性菌　68, 115
多剤耐性結核菌　77
多剤耐性緑膿菌　67
ダプトマイシン　58, 113
タミフル　90
単純ヘルペスウイルス　20, 85
男性同性愛者　62
炭疽　20, 70
　　―菌　20, 70

■ち
腟トリコモナス　20, 96
チフス菌　63
中水準消毒　44, 45
中東呼吸器症候群　25, 88
中毒性巨大結腸　72
腸炎ビブリオ　17, 65
腸管感染症　62, 64
腸管出血性大腸菌　20, 62
　　―感染症　20
腸管組織侵入性大腸菌　63
腸管病原性大腸菌　63
腸球菌　56, 61
超多剤耐性結核菌　77
腸チフス　63
腸内細菌　64, 73
　　―目細菌　62
頂のう　82, 83
直接監視下短期服用療法　77
チールニルセン染色　76

■つ
ツェツェバエ　98
つつが虫病　16
つつが虫病リケッチア　16, 79
ツベルクリン反応　34, 76, 77

■て
手足口病　87
定期予防接種　29
テイコプラニン　61
低水準消毒　44
ディフィシル菌　72
低蔓延国　75
テジゾリド　58
デーデルライン桿菌　56
テトラサイクリン系　112
デングウイルス　16, 87

デング出血熱　87
デング熱　16, 26, 52, 87
伝染性単核症　86
伝達性海綿状脳症　99
天然痘　85
癜風菌　83

■と
痘瘡（そう）　49, 52, 85
動脈硬化症　80
トキソプラズマ　20, 97
　　―症　20, 26
毒素型ショック症候群　58
毒素原性大腸菌　62
突然変異　114, 116
突発性発疹　25, 86
ドノバンリーシュマニア　98
塗抹標本　102
ドライオーブン　41
鳥インフルエンザウイルス　90
トリコモナス腟炎　96
トリパノソーマ　98
トレポネーマ属　73
貪食　27, 55

■な
ナイセリア　61
ナイセル小体　70
生ワクチン　33
軟性下疳　66

■に
二形性真菌　83
二酸化塩素　44
二種病原体等　50
二相性真菌　83
日本紅斑熱　79
日本脳炎　16, 87
　　―ウイルス　16, 87
乳酸菌群　75
乳児ボツリヌス症　72
乳頭腫　86
ニューモシスチス　83
　　―肺炎　83
二類感染症　49, 50
任意予防接種　29

■ね
ネコひっかき病　20, 69
熱性咽頭炎　86
熱帯熱マラリア　97
熱帯リーシュマニア　98

■の
ノイラミニダーゼ　89, 90

123

索引

　　　―阻害薬　　90
膿痂疹　　58
能動免疫　　27
囊胞体　　94
ノカルジア症　　78
ノロウイルス　　19, 38, 90

■は
肺アスペルギルス症　　82
肺炎球菌　　60
肺炎クラミジア　　80
バイオセーフティ　　48
バイオハザード　　48
肺クリプトコッカス症　　82
梅毒　　20, 21, 73
　　　―トレポネーマ　　20, 73
培養検査　　100
バーキットリンパ腫　　86
白癬　　82
バクテロイデス　　56
　　　―属　　73
バークホルデリア シュードマレイ　　68
バークホルデリア セパシア　　68
バークホルデリア属　　68
バークホルデリア マレイ　　68
はしか　　91
破傷風　　71
パスツレラ　　20
　　　―属　　66
バチルス属　　70
発疹チフス　　16, 79
発疹チフスリケッチア　　16, 79
発疹熱　　16, 79
　　　―リケッチア　　16, 79
パニックバリュー　　108
パラコクシジオイデス　　83
バラ疹　　74
パラチフス　　63
パラ百日咳菌　　69
パルスフィールドゲル電気泳動　　107
バルトネラ　　20, 69
バンコマイシン　　112
ハンセン病　　78
ハンタウイルス　　25, 94
パンデミック　　26, 89
パントン・バレンタイン型ロイコシジン　　59

■ひ
ピオシアニン　　67
非結核性抗酸菌　　78
ヒスタミン　　29, 34
ヒストプラズマ　　83
ヒゼンダニ　　23

鼻疽　　68
ヒトＴ細胞白血病ウイルス　　16, 25, 93
ヒトパピローマウイルス　　20, 86
ヒト免疫不全ウイルス　　20, 25, 92
ビフィズス菌　　56, 75
ビフィドバクテリウム　　56
皮膚糸状菌　　82
ビブリオ アルギノリティカス　　65
ビブリオ属　　65
ビブリオ バルニフィカス　　65
ビブリオ フルビアリス　　65
ビブリオ ミミカス　　65
飛沫核　　15, 38, 75
飛沫感染　　15, 38, 87, 90, 91
肥満細胞　　29, 34
百日咳　　26, 69
病院感染　　36
病原性大腸菌　　62
表在性真菌症　　80
標準予防策　　36, 37
表皮ブドウ球菌　　57, 59
日和見感染　　12
ピラジナミド　　77
ピリミジンアナログ系　　114
非淋菌性尿道炎　　79, 80

■ふ
風疹　　87
　　　―ウイルス　　87
フェノール　　43, 44
フクシン　　75, 102
フゾバクテリウム属　　73
フタラール　　43
ブドウ球菌　　58, 59
　　　―性熱傷様皮膚症候群　　58
ブドウ糖非発酵菌　　67
ブラストミセス　　83
プラスミド　　61, 114, 115
フランシセラ属　　69
プリオン　　99
フルオロキノロン系抗菌薬　　62
フルコナゾール　　113
フルシトシン　　114
ブルセラ　　20
　　　―属　　69
プール熱　　86
プレボテラ属　　73
プロテウス群　　64
分生子　　82

■へ
米国疾病予防管理センター　　36
ベイヨネラ属　　71
ペスト　　16, 26, 52, 63

　　　―菌　　16, 63
ペニシリン系抗菌薬　　111
ペプチドグリカン　　54, 55
ペプトストレプトコッカス属　　71
ヘマグルチニン　　89
ヘモフィルス インフルエンザ　　66
ヘモフィルス属　　66
ヘモフィルス デュクレイ　　66
ペラミビル　　90
ヘリコバクター属　　67
ヘリコバクター ピロリ　　25, 67
ヘルパーＴ細胞　　35
ペルパンギーナ　　87
ベンガル型コレラ　　65
ベンジルペニシリンベンザチン　　74
偏性嫌気性菌　　71
鞭毛　　55, 56

■ほ
胞子　　82
放射線滅菌法　　42
放線菌症　　72
補体　　29
　　　―結合反応　　73
ボツリヌス菌　　17, 71
ポビドンヨード　　43, 44
ポリエン系　　113
ポリオ　　87
　　　―ウイルス　　87
ボリコナゾール　　113
ボルデテラ属　　69
ポールバンネル反応　　86
ポルフィロモナス属　　73
ボレリア属　　74
ポンティアック熱　　69

■ま
マイコバクテリウム アビウム　　78
マイコバクテリウム イントラセルラーレ　　78
マイコプラズマ　　38, 78
マイコプラズマ肺炎　　78
マクロファージ　　27
マクロライド系　　112
麻疹　　26, 91
　　　―ウイルス　　15, 38, 91
　　　―排除認定　　91
マラセチア症　　80
マラリア　　16, 26, 52, 97
　　　―原虫　　16, 97
マールブルグ病　　52, 94

■み
ミカファンギン　　113
ミコール酸　　75

水ぼうそう　85
水虫　82
三日熱マラリア　97
三日はしか　87
ミノサイクリン　79

■む
無芽胞菌　70, 72
ムーコル症　83
ムンプス　33
　―ウイルス　91

■め
メタロ-β-ラクタマーゼ　64, 67
メチシリン耐性黄色ブドウ球菌　58
滅菌　40, 41, 46
メリオイドーシス　68
免疫学的診断　104, 105
免疫グロブリン　28

■も
モラクセラ カタラーリス　62

■や
野兎病　20, 49, 69

■ゆ
有芽胞菌　70, 71
輸入感染症　97
輸入真菌　83

■よ
溶血性尿毒症症候群　25
四日熱マラリア　97
予防接種　27, 29, 33
　―法　29
四種病原体等　49, 50
四類感染症　49, 50

■ら
らい　78
　―菌　78
ライム病　74
ラクトバチルス　56
　―属　75
ラッサ熱ウイルス　94
ラテックス凝集反応　105
ラニナミビル　90, 114
ラピアクタ　90
ラビング法　47
卵形マラリア　97
ランブル鞭毛虫　20, 95

■り
リケッチア　78, 79

リーシュマニア　98
リステリア　20
　―症　20, 70
　― モノサイトゲネス　70
リネゾリド　58
リファンピシン　77
流行性結膜炎　86
流行性耳下腺炎　33, 91
緑色連鎖球菌　60
緑膿菌　67
リレンザ　90
淋菌　20, 61, 62
　―性尿道炎　61, 62

■る
類鼻疽　68
ルゴール液　102

■れ
レジオネラ症　25
レジオネラ属　69
レジオネラ ニューモフィラ　25, 69
レプトスピラ　20
　―属　73, 74
連鎖球菌　60

■ろ
濾過除菌法　42
ロタウイルス　19, 25, 87
ロッキー山紅斑熱　79

■わ
ワイル病　74
ワクチン　29, 33
ワッセルマン反応　73

■A
α毒素　72
Acinetobacter baumannii　68
Acinetobacter 属　68
Actinomyces 属　72, 78
Aeromonas hydrophila　65
Aeromonas 属　65
AIDS　20, 22, 25, 35, 83, 92
amikacin　67
ampicillin　60
Antigen　28
arbekacin　58
Aspergillus fumigatus　82
Aspergillus 属　82
ATL　25
A型肝炎　93
　―ウイルス　19, 93
A群溶血性連鎖球菌　60

■B
β-ラクタマーゼ　115
βラクタム系　112
　―抗菌薬　60, 112
Bacillus anthracis　70
Bacillus cereus　70
Bacillus 属　70
Bacteroides fragilis　73
Bacteroides ovatus　73
Bacteroides thetaiotaomicron　73
Bacteroides uniformis　73
Bacteroides vulgatus　73
Bacteroides 属　73
Bartonella henselae　69
Bartonella 属　69
BCG　33
　―ワクチン　77
Bifidobacterium　75
Blastomyces　84
BLNAR　66
Bordetella bronchiseptica　69
Bordetella parapertussis　69
Bordetella pertussis　69
Bordetella 属　69
Borrelia burgdorferi　74
Borrelia recurrentis　74
Borrelia 属　74
Brucella 属　69
BSL　48
Burkholderia cepacia　68
Burkholderia mallei　68
Burkholderia pseudomallei　68
B型肝炎　20, 50, 93
　―ウイルス　20, 93
B群溶血連鎖球菌　60
B細胞　28, 29, 35

■C
Campylobacter fetus　67
Campylobacter 属　66
Campylobacter jejuni/coli　66
CA-MRSA　59
Candida albicans　81
Candida auris　81
Candida glabrata　81
Candida parapsilosis　81
Candida tropicalis　81
Candida 属　81
caspofungin　113
CDC　36, 45, 46
Chlamydia　79
　― *trachomatis*　80
　―属　80
Chlamydophila 属　80

索引

— *pneumoniae* 80
— *psittaci* 80
chloramphenicol 70
ciprofloxacin 67
Citrobacter 64
CJD 99
Clostridioides difficile 72
Clostridioides 属 71
Clostridium botulinum 71
Clostridium perfringens 72
Clostridium tetani 71
Clostridium 属 71
Coccidioides 83
Corynebacterium diphtheriae 70
Corynebacterium 属 70
COVID-19 25, 88
Coxiella burnetii 69
Coxiella 属 69
Cryptococcus neoformans 82
Cryptococcus 属 82
Cutibacterium acnes 73
Cutibacterium 属 73
C 型肝炎 50, 93
　—ウイルス 25, 93

■ D
daptomycin 58
Dermatophytosis 82
DNA 84
　—ウイルス 85, 93
DNA ジャイレース 115
DNA 複製 111, 113
DOTS 77
DPT 33

■ E
EB ウイルス 86
EHEC 63
EIEC 63
Eikenella corrodens 66
Enterobacter 64
Enterococcus 61
EPEC 63
Epidermophyton 82
erythromycin 70
ESBL 63
Escherichia coli 62
ETEC 62
ethambutol 77
E 型肝炎 93

■ F
Finegoldia magna 71
fluconazole 113
Francisella tularensis 69

Francisella 属 69
Fusobacterium mortiferum 73
Fusobacterium necrophorum 73
Fusobacterium nucleatum 73
Fusobacterium varium 73
Fusobacterium 属 73

■ G
Gardnerella vaginalis 66
Group A *Streptococcus* 60
Group B *Streptococcus* 60

■ H
H1N1 25, 26, 90
H5N1 25, 50, 52, 90
H7N9 25, 50, 90
HA 89
Haemophilus ducreyi 66
Haemophilus influenzae 66
Haemophilus 属 66
HAI 36
HA-MRSA 59
HAV 93
HBV 93
HCV 93
Helicobacter pylori 67
Helicobacter 属 67
Hemagglutinin 89
Hib 29, 66
Histoplasma 83
HIV 20, 22, 25, 35, 92
HPV 29, 86
HTLV 25, 93
HUS 62
H 抗原 62

■ I
IgA 28, 29
IgE 28, 29, 34
IgG 28, 34
IgM 28, 34
imipenem 67
isoniazid 77
itraconazole 113

■ K
Klebsiella oxytoca 64
Klebsiella pneumoniae 64
Klebsiella 属 64
KPC 64

■ L
Lactobacillus 属 75
laninamivir 114
Legionella pneumophila 69

Leptospira interrogans 74
Leptospira 属 74
linezolid 59
Listeria monocytogenes 70
Listeria 属 70

■ M
MAC 78
Malassezia furfur 83
MBL 64
MDRA 68
MDRTB 77
*mec*A 59
MERS 25, 88
　—コロナウイルス 25
micafungin 113
Microsporum 82
minocycline 79
Moraxella 62
Morganella 属 64
mRNA 33
　—ワクチン 33, 89
MRSA 58, 59, 112
MSM 62
Mycobacterium abscessus 78
Mycobacterium avium 78
Mycobacterium avium-intracellulare complex 78
Mycobacterium chelonae 78
Mycobacterium fortuitum 78
Mycobacterium intracellulare 78
Mycobacterium kansasii 78
Mycobacterium leprae 78
Mycobacterium marinum 78
Mycobacterium tuberculosis 75
Mycobacterium 属 75
Mycoplasma genitalium 79
Mycoplasma hominis 79
Mycoplasma pneumoniae 78
Mycoplasma 属 78

■ N
N95マスク 38, 39, 77
NA 89
NAG ビブリオ 65
Neisseria 61
　— *gonorrhoeae* 61
　— *meningitidis* 61
Neuraminidase 89
Nocardia 属 78
non-O1 コレラ菌 65

■ O
O111 62
O139 65

O157：H7　25, 62
O26　62
Orientia tsutsugamushi　79
oseltamivir　114
O 抗原　62

■ P
Panton-Valentine leukocidin　59
Parvimonas micra　71
Pasteurella multocida　66
Pasteurella 属　66
Patient initiated therapy　85
PCR　106
PD　117
Penicillin-resistant *S. pneumoniae*　60
Peptostreptococcus anaerobius　71
Peptostreptococcus 属　71
personal protective equipment　37
PFGE　107
Pharmacodynamics　117
Pharmacokinetics　117
PISP　60
PIT　85
PK　117
PK-PD 理論　117
Pneumocystis jirovecii　83
Porphyromonas gingivalis　73
Porphyromonas 属　73
PPE　35
Prevotella intermedia　73
Prevotella melaninogenica　73
Prevotella 属　73
Proteus mirabilis　64
Proteus 属　64
Providencia 属　64
PRSP　60
Pseudomonas aeruginosa　67
Pseudomonas 属　67
Pulsed-Field Gel Electrophoresis　107
pyrazinamide　77

■ Q
QFT　76
Q 熱　20, 69

■ R
Rickettsia　79
　— *prowazekii*　79
　— *rickettsii*　79
　— *typhi*　79
rifampicin　77
RNA　84
　—ウイルス　87
RS ウイルス　91

■ S
Salmonella Typhi　63
Salmonella 属　63
SARS　25, 88
　—コロナウイルス　25, 88
SARS-CoV-2　25, 88
Serratia marcescens　64
Sexually transmitted infection　61
SFTS　16, 25
　—ウイルス　16, 25, 94
Shigella boydii　63
Shigella dysenteriae　63
Shigella flexneri　63
Shigella sonnei　63
Shigella 属　63
Spaulding　45, 46
Sporothrix schenckii　83
Sporothrix 属　83
Staphylococcus　58
　— *aureus*　58
　— *epidermidis*　59
Stenotrophomonas maltophilia　68
Stenotrophomonas 属　68
STI　61, 79, 80, 85
Streptococcus　60
　— *pneumoniae*　60
streptomycin　75

■ T
tedizolid　58
teicoplanin　58
Time above MIC　117
toxic shock syndrome toxin-1　58
Toxin A　72
Toxin B　72
Treponema pallidum　73
Treponema 属　73
Trichophyton　82
T-SPOT　76
TSST　58
T 細胞　27, 34, 35

■ U
Ureaplasma 属　79

■ V
vancomycin　58
Veillonella 属　71
Vibrio alginolyticus　65
Vibrio cholerae　65
Vibrio fluvialis　65
Vibrio mimicus　65
Viridans Streptococcus group　60
voriconazole　113
VRE　61

■ X
XDRTB　77

■ Y
Yersinia enterocolitica　63
Yersinia pestis　63
Yersinia pseudotuberculosis　63
Yersinia 属　63

著者

小林寅喆（こばやしいんてつ）　東邦大学看護学部 感染制御学　教授

略歴

1962年東京都生まれ。北里大学衛生科学専門学院卒業。東邦大学医学部微生物学教室 研究生。保健学博士（北里大学）。東海大学医学部 非常勤講師，国立国際医療センター 非常勤研究員，三菱化学メディエンス 化学療法研究部長，感染症検査部長を経て，2008年1月東邦大学医学部看護学科 准教授，東邦大学大学院医学研究科 准教授，2009年4月から同大学，大学院 教授，2013年4月日本赤十字秋田看護大学大学院 非常勤講師，2013年4月河南科技大学（中国河南省）兼任教授，現在に至る。

学会

日本化学療法学会 評議員，日本感染症学会 評議員，日本臨床微生物学会 評議員
日本性感染症学会 代議員，日本ヘリコバクター学会 代議員，日本環境感染学会 評議員
日本防菌防黴学会 評議員，日本歯科薬物療法学会 理事，日本バイオフィルム学会 理事
緑膿菌・グラム陰性菌感染症研究会 運営委員

その他

文部科学省専門調査員（ライフサイエンス）
日本歯科医師会　新型インフルエンザ対策ワーキングチーム　委員
インフェクションコントロールドクター (ICD)　認定番号 ID1258
上田泰記念感染症・化学療法研究奨励賞（日本化学療法学会）受賞

はじめよう 看護の感染と防御　改訂第2版　　定価 3,190円（本体 2,900円＋税10％）

2014年2月10日　　初版発行
2025年3月3日　　改訂第2版発行

　　　　　　著　者　小林寅喆
　　　　　　発行者　伊藤一樹

発行所　株式会社 ヴァン メディカル
〒112-0013　東京都文京区音羽 1-17-11　花和ビル 411
TEL 03-5810-1604　FAX 03-5810-1605
振替 00190-2-170643

ⓒ Intetsu Kobayashi 2025 Printed in Japan　　印刷・製本　株式会社丸井工文社
ISBN978-4-86092-153-8 C3047　　乱丁・落丁の場合はおとりかえします。

・本書に掲載する著作物の複製権・翻訳権・上映権・譲渡権・公衆送信権（送信可能化権を含む）は株式会社 ヴァン メディカルが保有します。
・JCOPY ＜（社）出版者著作権管理機構　委託出版物＞
・本書の無断複製は著作権法上での例外を除き禁じられています。複製される場合は，そのつど事前に，（社）出版者著作権管理機構（電話 03-5244-5088，FAX 03-5244-5089，e-mail：info@jcopy.or.jp）の許諾を得てください。